睡眠専門医が
教える！

子供が朝起きなくなったときに、親子で読む本

睡眠専門医
渥美正彦 著

セルバ出版

プロローグ

　昨日まで元気だった我が子が、朝起きなくなった！
　そんなとき、皆さんならどうしますか？
　自信をもって、「こうすればいいんだ！」と言えますか？
　それとも、悩んだり、落ち込んだり、子供にきつく当たってしまうのでしょうか？

　初めまして！　渥美正彦と申します。睡眠の専門医をやっています！
　"睡眠の専門医"と聞いて何を思い浮かべるでしょうか？　なかなか見かけない、探しても見つからない、やっと見つけても予約が先すぎて診察までたどり着けない！　──本書を手に取っている方の中には、こんなことを感じている人もおられるのではないでしょうか。
　実は睡眠の専門医は、32万人ほどいる医師の中で、たった546人（2021年4月時点）しかいません。医師界の"レアキャラ"といっていい存在なのです。「睡眠」について悩んでいる人はたくさんいるのに！　です。
　私のクリニックには、毎日たくさんの方が来院されます。特にお子さんが「朝起きられない」という悩みを抱えていらっしゃる方が実に多くいます。
　「どうして起きられないの？」
　できれば親御さん・お子さんお1人おひとりにお会いし、眠りの基本と起きるためのヒントをお伝えしたいのですが、レアキャラとしては全員にお目にかかるのは難しいのが現状です。
そんな中、少しでも皆さんのお役に立ちたくて本書をつくりました。

本書に登場するＭちゃんとそのお母さんは、皆さんと同じように「朝起きられない」ことで、悩んで、苦しんでいます。彼女たちと一緒に、「朝起きること」や「睡眠のしくみ」について、学んでいきましょう。

2021 年 10 月

渥美　正彦

医療界のレアキャラ!?

渥美正彦プロフィール

1997 年大阪市立大学医学部卒業。睡眠医療認定医、精神科専門医。

大阪狭山市にある医療法人上島医院・院長。「睡眠専門医渥美正彦のひこちゃんねる」を運営する YouTuber でもある。

上島医院の紹介

1981 年 8 月 8 日開設。40 周年を迎えた大阪南部地域を代表するメンタルクリニック。精神科リハビリテーション施設「デイ・ナイトケアセンター」を併設し、開設以来、メンタル疾患患者の社会復帰を強力に支援している。

2006 年、渥美の着任に伴って「南大阪睡眠医療センター」を併設。不眠症、睡眠時無呼吸症候群、むずむず脚症候群など睡眠に関する問題全般を診療する専門施設として、西日本の睡眠に悩む患者の拠り所となっている。

本書のテーマである【朝起きられない若者】も同医院に多く来院している。

YouTube チャンネル「睡眠専門医渥美正彦のひこちゃんねる」

睡眠や精神疾患に対する正しい知識や興味を持ってもらうことを目的に、2017 年開設。特に睡眠の異常に着目した精神疾患の解説は、最新の知識を「世界一わかりやすく」紹介。医療関係者も必見のコンテンツとなっている。

" 世界一睡眠時間が短い " この国の現状を憂い、「日本人の睡眠時間を今より平均 1 時間伸ばし、眠ることに幸せを得られる社会をつくること」を究極の目的とし、週 2 回から 3 回、番組を配信中。

※これらの情報は 2021 年 10 月現在のものです。

睡眠専門医が教える！
子供が朝起きなくなったときに、親子で読む本　目次

第 1 章

起きたいのに
起きられない

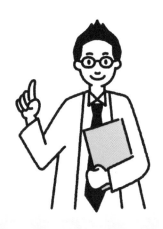

Mちゃんは16歳の高校2年生。初めて来院したのは5月の中頃。お母さんと一緒に来院しました。

1　Mちゃんの場合

😎 （先生）「どうも初めまして！　最初に書いていただいた問診によると、朝起きられなくて学校に行けていないということなんですが……」

👩 （お母さん）「はい、そうなんです。今、高校2年生なんですが、1年のときは何とかギリギリで進級できたんですが、2年になったらさらに悪化して休んでばかりになって」

😎 「まだ5月になったばかりで、もうヤバくなってきたと？」

👩 「このペースで行くと、確実に、留年します！」

😎 「なるほど……そう言ってここに来る方、実は結構いらっしゃるんですよね」

👩 「そうなんですか!?」

😎 「まあ、もっとギリギリになってから駆け込む人の方がほとんどなんですけどね。Mちゃんは今、どんな感じで学校に行っているんですか？」

😊 （Mちゃん）「えーと……今月はまだ1回も行けてないです。行こうとは思ってるんですが」

😎 「起きられない？」

😊 「はい」

👩 「朝6時前から、私が仕事に行く8時までの2時間、何回も起こすんですが、まったく起きないんです」

😊 「起きようとは思ってるんだよ」

😎 「なるほど、毎朝それだと、大変ですね」

「そうなんです。それで、この子は何か起きられない病気になってしまったんじゃないかと思って、このクリニックを受診したんです」

「そうなんですね、わかりました。では、ここでお母さんとMちゃんに聞きたいことがあります」

「はい」

「どうしても起きなきゃダメですかね？」

「え !?」

2　どうして起きられない？

「いやいや先生、起きられないから病院に来ているのに、それはないでしょう !?　起きられないと、留年しちゃいますし──」

「できれば、友だちと一緒に卒業したいから、留年はしたくないです」

「そうか、Mちゃんはできればちゃんと起きて、学校に行きたいんだね」

「はい、そうです」

「だったら、Mちゃんに知っておいて欲しいことがあるんだ」

「はい」

「〝起きられない〟ということには、ちゃんと理由があるんだよ」

「理由、ですか。私はどういう理由で起きられないんですか？」

「さてねぇ。それがわかれば、Mちゃんもお母さんも苦労しないよね」

「ですよね──って、先生、何を言っているんですか。どうしてうちの子は起きられないか、それを聞きにここに来ているのに」

「まあまあ、お母さん落ち着いてくださいな。患者さんの顔を

見て、〝はい、アンタはこんなんだから、この薬飲んでれば起きられますよ〟って簡単にすむものではないんだな」

👧「はあ……」

👨「朝起きられない理由として、夜遅くまでスマホを見ているからっていうような、わりと単純なことが理由の場合もあるし、何か別の病気が原因になっていることだってあります」

👧「そう病気。それが心配なんです。〝なるこぷれいしー〟でしたっけ、そんな病気」

👨「〝ナルコレプシー〟？」

👧「そう、それそれ。あれ、今、私なんて言いました？」

👨「なるこぷれいしー」

👧「あら、やだ恥ずかしい」

👨「なるこをプレイするのは〝よさこい〟で、睡眠の病気は〝ナルコレプシー〟と覚えればいいんじゃないんですかね」

👧「あはは……で、うちの娘はそのナルコ何とかという病気なんですかね」

👨「お母さん、せっかちですね。まだ診察が始まっていないのにわかるはずはないでしょう。Mちゃんがどうして起きられないのかは、これから探っていくことになります。でもその前に、お２人に知っていて欲しいことがあるんですよ」

👧👨「はい」

👨「そもそも睡眠には２つの種類があるってこと、ご存知でしたか？」

3 ２つの睡眠～レム睡眠とノンレム睡眠

👧👨「２つの睡眠……」

- 「聞いたことはあります」
- 「夢を見るのと、見ないのですよね」
- 「そうそう、お母さん。よくご存知で」
- 「確か、何か RPG に出てきそうな名前がついていた気が」
- 「あはは。確かにそんな名前かもしれませんね。お母さんの言う "夢を見る" 睡眠がレム睡眠、"夢を見ない睡眠を" ノンレム睡眠と言うんですね。人間の睡眠にはこの 2 種類があります」
- 「ところで、お母さんはお子さんの寝顔を見る機会がよくあると思いますが、眠っているときって、どういう状態になっているかわかります？」
- 「ええと……そうですね……。頭と身体を休ませている状態……かな？」
- 「その通りです。ただ実はこのレム睡眠、身体は休んでいても頭は休んでいないんです」
- 「どういうことです？」
- 「レム睡眠中、人間の脳は活発に動いています。脳が休むのはノンレム睡眠のときです」
- 「なるほど……2 つの睡眠は正反対なんですね」
- 「そうなんですよ！　レム睡眠のとき、脳は起きているときと同じように動いています。つまり眠りが浅いんですね。だからレム睡眠のときに起こすと、目を覚ましやすくなります」
- 「じゃあ、うちの子が起きないというのは、ずっとノンレム睡眠が続いてると言うことなんでしょうか」
- 「そういう可能性も、なくはありません。先ほどもお話ししましたが、M ちゃんがどうして起きられないのか、どうしたら起きられるようになるのかは、これから診察してからです。今お話したことは、あくまでも一般論になります。また、ぜひ、知っ

ていて欲しいことでもあるんですね」

👩 「はい……」

👨 「このことはお母さんだけではなく、Mちゃんにもちゃんと知っ
ておいてほしいんだけど、わかったかな？」

👧 「うーん、なんとなく。眠りには脳が休んでいるときと、活動
しているときがあるっていうのはわかりました」

👨 「よし、上出来！　まず今日は、睡眠には２種類あるというこ
とを覚えて帰りましょう」

👧👩「はい」

👨 「そしてこの睡眠には、それぞれ違った役割があるんです」

〔図表１　睡眠には２種類ある〕

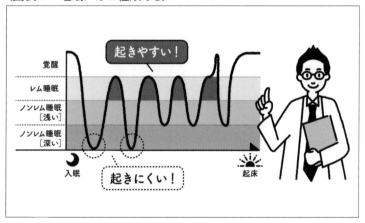

4　ノンレム睡眠の役割

　ここから少し、２つの睡眠——レム睡眠とノンレム睡眠について
説明したいと思います。まずは、ノンレム睡眠についてお話します。

ノンレム睡眠とは

ノンレム睡眠をアルファベットで書くと「Non-REM」。つまりレム睡眠ではない睡眠、という意味です。(※)レム睡眠については、16ページで詳しく説明します。

このノンレム睡眠をひと言で表すなら「脳を休息させる」睡眠です。

眠りにつくと、最初は浅くウトウト眠っていますが、徐々に深いノンレム睡眠に入っていきます。深いノンレム睡眠では脳は代謝が少なくなり、脳温（脳の温度）も下がります。文字通り脳が「眠り」につくのです。深いノンレム睡眠になると、少しくらいの刺激では起こせなくなります。

そしてこのとき、大切なことが起こります。

「成長ホルモン」が分泌されるのです。

身体にとって大切な「成長ホルモン」

「成長ホルモン」はその名前の通り、骨や筋肉を成長させるホルモンです。成長期のお子さんにとって、とても大切なホルモンであることは言うまでもありません。

しかし成長ホルモンの役割はこれだけではありません。成長ホルモンには傷ついた細胞の修復や肌の新陳代謝を促すと言う役割もあるのです。

2020年3月に「パンデミック」が宣言され、瞬く間に全世界に広がったCOVID-19による新型コロナウイルス感染症。日本でも長期に渡ってこの感染症に苦しめられていますが、これを予防するため、「うがい」「手洗い」と一緒に「睡眠をしっかり取る」ことも推奨されていることをご存知でしょうか。

感染症予防にどうして睡眠が大切なのかというと、眠ることに

よって身体がメンテナンスされ、ウイルスなどに対抗する力を強めることができるからです。それには成長ホルモンが大きな役割を担っていることは言うまでもありません。

いろいろな役割があるノンレム睡眠

　成長と健康に大切な成長ホルモンですが、「美肌」にも必要不可欠なホルモンです。美容に敏感な方なら「シンデレラタイム」という言葉や、お肌のためには夜10時までに眠っていないといけないといった話を聞いたことがあるかもしれません。

　ごめんなさい、これは都市伝説です。

　肌の新陳代謝を促す成長ホルモンは、時間によって分泌される物ではないからです。

　成長ホルモンは、深いノンレム睡眠になったときにはじめて分泌されるものなのです。

　つまり、お子さんにとっては「大きくなる」ための睡眠。

　お母さんやお姉さんにとっては「美肌」に効く睡眠。

　ご家族の「健康」にも必要不可欠な睡眠。

　これが、ノンレム睡眠です。

5　レム睡眠とは

　深いノンレム睡眠が、身体にとって、いかに大切な睡眠かおわかりいただけましたでしょうか。次にもう1つの睡眠——レム睡眠のお話をします。

名前の由来と特徴

　レム睡眠の「レム」は「Rapid eye movement sleep」の頭文字「REM」

です。

　「Rapid」は急速な、とか、素早いと言う意味で、日本語では " 急速眼球運動 " と読んでいます。レム睡眠中、眼球が頻繁に動くことからそう名付けられました。

　レム催眠中の大きな特徴は、睡眠中にもかかわらず、脳が活発に活動しているということです。Mちゃんとお母さんにも話をしましたが、レム睡眠中の脳は、起きているときと同じぐらい活発に動いています。見た目は寝ているのに、頭は活発に動いていることから、逆説睡眠と呼ばれることもあります。

レム睡眠中に起こること

　さて睡眠中、脳が活発に動いていれば、何が起こると思いますか？

　そう、夢を見るのです。私たちが夢を見ているときは、レム睡眠になっているということです。そして、夢に合わせているかのように眼球が上下左右にぐるぐると動きます。この動く眼球から、レム睡眠の名前が付けられたわけです。

　レム睡眠のもう1つの特徴は、" 体が麻痺している " ことです。

　レム睡眠中、脳は活発に動いている反面、体は眠っていて動きません。脳のスイッチがON になっていても、体のスイッチは OFF になっているのです。

　もし、この状態で脳から「体を動かせ」という指令が出たとしたらどうなるでしょうか。体を動かすためのスイッチが入っていないので、動かしたくても動きません。脳は動かせ動かせと指令を出します。でも体は麻痺していて微動だにしないのです。

　「麻痺している」と言われると怖い気がするかもしれませんが、夢の中の体験どおりに体を動かせてしまうと眠りながら歩いたり、走ったり、壁にぶつかったりして怪我をしてしまう危険があります

17

ので、むしろレム睡眠中は体が動かないほうが安全です。

逆に、たまたまレム睡眠中に目が覚めたときに、"体が麻痺する"という状態だけが数分間続くことがあります。意識があるので手足を動かそうとするのですが、体のスイッチがOFFになっていて動かせません。気持ちばかりがどんどん焦っていきます。

この状態を何と呼ぶかご存知でしょうか?

そう、「金縛り」です。医学的にはこれを睡眠麻痺と呼んでいます。

「起こしやすい」睡眠

話はそれましたが、レム睡眠は脳が活発に動いており、起きている状態に近いので、このときに起こすほうが目覚めやすくなります。

ただし、これはあくまでも一般論です。

「起こしやすい」ということだけ頭に入れておいていただけたらと思います。

6　レム睡眠が頭をよくする

- 「2つの睡眠について、わかったかな?」
- 「はい、先生。でも、よくわからないことがあります」
- 「何だい?」
- 「なんで、睡眠って2つの種類が必要なんですか?　1つにまとめちゃえば、睡眠時間も短く済んで効率的だと思うんです」
- 「はは、よいところに気がついたね。実は2つの睡眠はそれぞれ役割が違うんだ」
- 「そうなんですか?」
- 「ノンレム睡眠はどういう役割か覚えてるかな」
- 「ええと……頭を休めて、体を成長させる」

👧 「そう、その通り。そしてレム睡眠の役割は何だと思う？」

👦 「夢を見る？」

👧 「そうだね。夢を見るということは、脳が活発に動いているという証拠だよね。実はレム睡眠のとき、脳はとても大切な作業を行っているんだ」

👦 「大切な作業？」

👧 「レム睡眠中、脳は起きているときに学んだことや覚えたことを整理して、脳に定着させているんだ。つまり、たくさんレム睡眠を取れば取るほど、脳はどんどん賢くなるんだ」

👦 「つまり、寝る子は賢くなる？」

👧 「その通り！　お母さんよいことを言いますね。実際に、レム睡眠をしっかり取ったほうが、学習効率が上がるという研究結果も出ています。知識や技能は、レム睡眠を取れば取るほど身につくんです」

👦 「寝ないで勉強するほうが成績も上がるような気がしてましたけど、違うってことなんですか？」

👧 「そう。寝れば寝るほど頭はよくなる。いっぱい寝るということは、悪いことじゃないんです」

👦 「何時までも寝てるんじゃないのって怒っちゃダメってことですか」

👧 「はい、お母さん。お嬢さんを賢くしたければ、いっぱい寝かせてあげてください」

👦 「そうは言っても、起きて勉強してもらわないと、本末転倒じゃないですか？」

👧 「まあまあ、"起きられない"なんて悩み、今だけなんですから」

👦 「え？」

👧 「朝起きられないってことは、成長の証でもあるんですよ」

7 "起きられない"のは成長の証

😀 「お母さん、Mちゃんが赤ちゃんのとき、どんなことが大変でした？」

🧑 「ええ……？　昔過ぎて覚えてないわ」

😀 「あれ、そうですか？　ほとんどの方は、おっぱいと"寝ない"ってことに悩んでいたはずなんですが」

🧑 「そうそう！　思い出しました‼　夜はこっちが眠いのにぜんぜん寝てくれないし、朝は朝で早くから起こされるし、本当に大変でした」

😀 「今と全然逆ですよね」

🧑 「本当だ、確かに」

😀 「実は先ほどお話した2つの睡眠——レム睡眠とノンレム睡眠の割合って、年代によって違ってくるんですよ」

🧑 「そうなんですか？」

😀 「一般的な大人の場合、レム睡眠とノンレム睡眠の割合は1対4。レム睡眠が20％、ノンレム睡眠が80％と言われています。ところが赤ちゃんのとき、レム睡眠とノンレム睡眠の割合は1対1、半々なんです。
どういうことかというと、赤ちゃんは1日中寝ていても、半分は浅い眠り。つまりちょっとした刺激でもすぐ起きてしまう状態なんですね」

🧑 「確かにそうでした！　やっと寝たと思ってもすぐ起きて泣き出すから、抱っこから布団に移すとき、すごく苦労してた記憶がありますわ」

😀 「それも1歳ぐらいで落ち着いてきたはずです。成長とともに

深い眠りが増えてくるからです」

「確かに、抱っこで必死に寝かしつけるなんてこと、いつの間にかやらなくなりましたねぇ」

「そして今は、起きないという、まったく逆のことで悩んでいらっしゃいますね。実はこれ、思春期特有の悩みなんです」

「そうなんですか?」

「起きられないという悩みの中心は10代で、遅くとも30歳ぐらいが上限です。年齢が上がると、今度は、目が覚めて寝てられなくなるんです」

「確かにお年寄りって、早起きのイメージが……」

「人ごとのように言ってますが、お母さんも私も、もうそういう年代に入ってるんですよ」

「ええ?　嘘!?」

「40代に入ると、眠りが浅くなってきて、早く目が覚めるようになるんですよ。自覚ありません?」

「確かに毎日5時起きなんですが、ペットに毎朝起こされてるんで……」

「多分、若い頃に比べて、すっと楽に起きられるようになっているはずですよ」

「——言われてみるとそうかも……。やだな、気持ちだけは20代でいたいんですけど」

「はははは……。とにかく、"起きられない"というのは、この世代特有の悩みだということを、わかっていただきたいんです」

「子どもが起きられないのは成長の証で、私が早起きなのは加齢の証拠ですか……」

「ママ、老眼も始まってるんだから、諦め悪いなぁ。みっともないよ」

〔図表 2 「起きられない」に関係する悩み〕

本書は「起きられない」に関係する悩みについても解説しています。

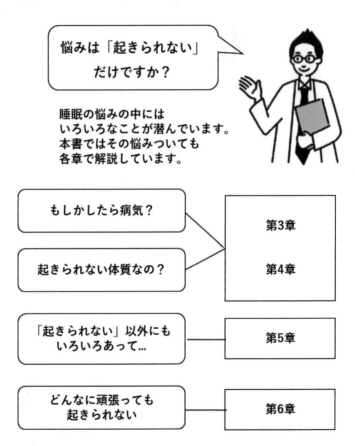

悩みは「起きられない」
だけですか？

睡眠の悩みの中には
いろいろなことが潜んでいます。
本書ではその悩みついても
各章で解説しています。

もしかしたら病気？

起きられない体質なの？

第3章

第4章

「起きられない」以外にも
いろいろあって...

第5章

どんなに頑張っても
起きられない

第6章

ぜひ最後までお読みください

第 2 章

いつも同じ時間に
起きることは、
難しい？

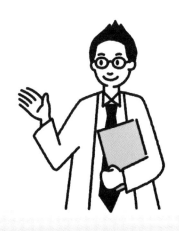

1 早寝早起きと遅寝遅起き

👓「さっきの話をまとめると、世の中には自分とは正反対になる人がいるっていうことになります」

👧「正反対？」

👓「Mちゃんは、朝起きられなくてここに来たんだよね」

👧「はい」

👓「言ってみれば "遅寝遅起き" ってことだ」

👧「……はい、そうです」

👓「遅寝遅起き——つまり夜型と呼ばれるタイプだね。では、この反対は」

👧「え？　……あ、"朝型"？」

👓「はい正解。では、朝型になりやすい人は？」

👧「え？　え？」

👩「——年寄り。私みたいな」

👧「ママ……そんなに根に持たなくても」

👓「まあまあ。お母さん、そんなに気になさらないで。見た目は十分お若いですよ。こんな大きなお子さんがいるようには見えません」

👩「うふふ。よく言われます」

👧「……ママ」

👓「じゃあ、話を戻しましょうか。さっきも言ったけれど、睡眠のリズムは年齢によって変わります。つまり、遅寝遅起きは若い人限定の悩みなんです。

80歳のお年寄りで "先生、朝起きられなくて困ってるんです" って来る人なんていないんです」

- 「そうなんだ」
- 「そう。つまり、今、Mちゃんが悩んでいることは、"病的"な理由というより"生物学的"な理由が大きいと言うことになる」
- 「どういうことです?」
- 「要するに、"若い人は遅寝遅起きになるようにできてる"ってことなんだ」
- 「でも先生、たいていの子は朝起きて、学校行っているじゃないですか?　みんな遅寝遅起きなら、どうして起きられる子と起きられない子が出てくるんですか?」
- 「お母さん、いいところに気がつきました。そうなんです。起きられない子と起きられる子がいます。それには睡眠のリズムが大きく関係しているんです」
- 「睡眠のリズム?」

2　睡眠リズムと体内時計

- 「夜眠くなって、朝起きる。人間はこのリズムを繰り返しています」
- 「ええ、そうですよね」
- 「なぜだと思います?」
- 「は?」
- 「どうして夜になると眠くなって、朝、起きられるんでしょう?」
- 「確かに!　前から不思議に思ってたんです。何で、夜になると寝なきゃいけないんだろうって」
- 「Mちゃんは朝、起きて来たくても起きられないってことで来たんだよね」
- 「はい」

👓 「夜はどう？」

👧 「眠れません。寝なきゃいけないとは思うんですけど……」

👓 「ハハハ。完全な夜型だね」

👧 「……はい」

👓 「ちゃんと朝起きている人と、自分の違いは何なんだろうって、思ってるかな？」

👧 「そうなんです。何で自分は起きられないんだろうって、いつも思っています」

👓 「実はそれはね、自分の中にある"時計"が大きく関係しているんだ」

👧 「時計？」

👓 「そう、私たちはみんな、体の中に時計を持っているんだ。その時計がちゃんと機能していると、夜になると眠くなり、朝になると目が覚めるんだ」

👧 「それって、タイマーみたいなものなんですか？」

👓 「そうとも言えるね。体内時計が感じる時間で、睡眠や起床のスイッチが入るんだ」

👧 「じゃあ、私みたいに起きられないって言うのは、そのスイッチが上手く入らないってことなんでしょうか」

👓 「その通り。Mちゃんは頭の回転がよいなぁ」

👧 「私に似たんで」

👓 「……ママ」

3 体内時計とは

👓 「人間は、体の中に時計があるって話したけど、中心は脳の中にあるんだ。目の奥にある視交叉上核という場所にそれはあり

ます」

👧「し？　しこうさ……？」

👨「あ、難しかったね。この名前は覚えなくていいよ。目の奥の
部分、脳の中にあるってことは覚えてね」

👧「はい」

👨「この体内時計は、英語でサーカディアン・リズム（circadian
rhythm）と言います。では、サーカディアンってどんな意味
でしょう？」

👧「さ、さーかす？」

👦「サーカディアン！　……意味わからないけど」

👧「ええぇ」

👨「はは。英語のテストじゃないから大丈夫。"24 時間の～" と
いう意味。つまり、サーカディアン・リズムとは "24 時間の
リズム" ということなんだよ。"概日リズム" とも呼ばれてい
ます」

👦「なるほど、そう言う意味なんですね。やっぱりサーカスとは
関係なかった」

👨「つまり、体の中で、24 時間周期で繰り返されるリズム、これ
が体内時計だ。このリズムをつくっているのが、目の奥にある
視交叉上核なんだ。わかるかな？」

👧「はい」

👨「しかし、ここで面白いことがあるんだ。何と、実はきっかり
24 時間じゃないんだ」

👧「そうなんですか？」

👨「個人差はあるけど、平均すると 24 時間 10 分ぐらい。つまり、
24 時間よりも少し長くなります」

👨👧「ええ？」

27

😎 「24時間10分というのは平均値だから、これより長い人も短い人ももちろんいます。ただ、ほとんどの場合、体内時計は24時間よりも長くなる」

😊 「長くなる？」

😀 「それってつまり…」

😎 「人間の体にとって、1日とは24時間よりも長いということになります」

😊 「へえ……すごい、不思議」

😎 「さらに個人差があると言ったけど、年齢によっても違うんだ」

😀 「そうなんですか？」

😎 「さっき、早寝早起きと遅寝遅起きの話をしたよね」

😊 「はい」

😎 「それがここにつながってくるんだ」

4 起きられないのは体内時計がズレたから？

😎 「ちょっと話を戻します。体の中の時計は、平均して1日が24時間10分。とすると、どういうことが起きると思います？」

😊 「うーん、何だろう？」

😀 「何が起こるんです？」

😎 「では、1つ例を出しましょう。
目覚まし時計のない、真っ暗な、例えば洞穴の中で何日か過ごすとします。
最初の日は朝6時に起きました。そして次の日、朝6時だと思って起きたとすると、実際は何時何分でしょうか？」

😊 「えーと、6時10分？」

😎 「正解！　ではその次の日は？」

🧒 「とすると、6時20分」

👨 「その通り。さらにその次の日は30分、その次の日は40分と その次の日は50分と、どんどんずれてくる」

🧒 「そうか、6日もたつと、1時間もずれちゃうんですね」

👨 「そう、平均値でも、6日で1時間もずれてしまう」

🧒 「はい」

👨 「さっき、体内時計は個人差があるって言ったよね。Mちゃん のような若い子は、これよりもっとずっと長くなることがある。 それこそ25時間とか、26時間とか」

🧒 「あれ?　そうすると……」

👨 「そう、体が朝6時だーって思っても、実際は7時だったりする。 そして次の日は8時ともっと遅くなる」

🧒 「そうか、ハイペースでズレていくんですね」

👨 「そう。それが若い子の特徴でもあるんだ」

〔図表3　"早寝早起き"と"遅寝遅起き"〕

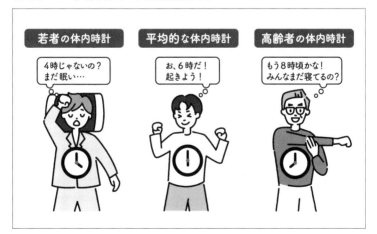

若者の体内時計	平均的な体内時計	高齢者の体内時計
4時じゃないの？まだ眠い…	お、6時だ！起きよう！	もう8時頃かな！みんなまだ寝てるの？

😊 「そうなんですね」

😎 「一方、正反対のお年寄りは、体内時計が短くなる。つまり朝6時だと思ったら5時とか4時だったりするんだ。早く起きるから、寝る時間もどんどん早くなる」

😊 「年取ると朝型になるって、そういうことなんですね」

😊 「そうか、腑に落ちました！　つまり、私が起きられないのは、体内時計がズレまくっているってことなんですね」

😎 「その通り。詳しい診察はこれからだから、他にも原因がある可能性はあります。けれど、この体内時計のズレがあるのは間違いないと思っていいでしょう」

😊 「じゃあ、このズレを直せば、朝起きられるようになるってことでしょうか？」

😎 「そうです。それが私の言いたかったことです。まずはこのズレを直すところから始めたい。そのためにはMちゃんにも頑張って欲しいんだ」

😊 「そうなんですか……難しかったら嫌だなぁ」

😎 「そんなに難しくないから、大丈夫だよ。詳しいやり方はこれから説明するね」

😊 「でも先生」

😎 「なんだい？」

😊 「今の私は、どんどん起きる時間が遅くなっているわけですよね」

😎 「そうだね」

😊 「ということは、放っておいても、そのうち1周回って朝起きられるようになるんじゃないですか？」

😎 「ハハハッ。面白いことを考えるね」

😊 「違うんですか？」

😎 「そう簡単にはいかないんだな」

5　体内時計の不思議

😎 「Mちゃんが言うように、起きる時間がどんどん遅くなって、最後には、また朝に起きるようになるという人は、いないわけではない」

😊 「やっぱりいるんですね」

😎 「ただ、本当にごく稀だし、基本的に全盲の人が多い」

😊 「じゃあ、私には無理ってことですか」

😎 「無理というわけじゃないけれど、Mちゃんの場合は遅寝遅起きで固定されるタイプだし、その程度もそれほど極端ではないから、早寝早起きにするほうが簡単だよ」

😊 「そうなんですね……残念」

😎 「ところで、どうして体内時計は 24 時間より長いと思う?」

😊 「そう、それ不思議に思いました!　何故なんです?」

😎 「実は、体内時計は光を浴びることで、早く回るようになっているんだ。そして暗くなるとゆっくり回る」

😊 「へえ……」

😎 「そして、人がもともと生活していた環境は、朝の光を強く浴びるようになっていたんだ。それはつまり、放っておくと体内時計がどんどん早回しになるということだ。
それじゃ困るから、あらかじめ長めに設定されているんだ」

😊 「光で長さが変わるんですね……あ、そっか!」

😎 「何?」

😊 「さっき、先生は、体内時計が自然に一周する人は、基本的に全盲の人って言いましたよね」

👦 「うん」

👨 「全盲の人は光を感じられないから、早くも遅くもならない。だから1周しちゃうんじゃないんですか?」

👨 「よいところに気がついたね。ただ、全盲の人すべてが1周するわけではないことだけは、注意してね」

👧 「はい」

👨 「先生、私、人類をつくった宇宙人が、1日が25時間ぐらいある星から来たから、その名残で体内時計が24時間じゃないと思ってました」

👨 「え!?」

👦 「ママ……変な番組見すぎだよ」

👨 「いや、宇宙人は本当にいるから!」

👨 「——とりあえず、宇宙人の話はおいといて、睡眠の話に戻りましょうか?」

👨 「あ、すいません」

👨 「Mちゃんが気づいたとおり、光を浴びることこそ、大切なことなんだ」

6　ズレたらリセット

👨 「体内時計に従っていると、時間はどんどん遅くなるって話したよね」

👧 「はい」

👨 「だから、どこかで、リセットする必要がある。それはMちゃんが気づいたとおり、光を浴びることなんだ」

👦 「やっぱり」

👨 「それも朝の光。朝、光を浴びることで、ズレた時間がリセッ

トされる。それで、朝6時なら6時、7時なら7時に起きることができるんだ」

😊「朝の光でリセットのスイッチが入るんですね」

😎「そう。今のMちゃんの状態は、リセットのスイッチが上手く入らない状態だと言える。ちゃんと起きられるようになるためには、このリセットのスイッチがちゃんと入るようになる必要があるんだ」

😊「なるほど……」

😎「しかも、人間の体は、遅く起きるのは簡単にできるけど、早く起きるのは難しくできているんだ」

😊「そうなんですか?」

😎「そうなんです。ところで、Mちゃんは海外に行ったことはある?」

😊「まだないです。いつか留学してみたいとは思ってるんですが」

😎「じゃあ、そのうち、"時差ぼけ"も体験できるね」

😊「えー?　あんまり体験したくないです」

😎「でも、近い体験はしてるんだよ」

😊「え?」

😎「時差ぼけは、体内時計と実際の時間が大きくずれていることで起こるんだけど、東側の国へ移動することで、時差ぼけを強く感じるんだ。何故だと思う?」

😊「え?　何ででしょう?」

😎「東へ移動すればするほど、時差の関係で、早く起きないといけなくなるからなんだ。ところでMちゃんは、朝3時に起きろと言われたらどうなる?」

😊「うーん、起きられるかどうかわからないけど、仮に起きられたら、昼間は絶対眠くなると思います」

😎 「そう、それが時差ぼけと同じ状態」

😊 「そうなんですか？」

😎 「そう。あと、連休の翌日も同じ状態になる人も結構いる。寝だめと称して昼ぐらいまでたっぷり寝るような人は、翌朝、起きるのが大変で、昼間は眠くて辛くなるんだ。Mちゃんはどうかな？」

😊 「ええと」

😀 「この子はまさにそう！　月曜の朝とか、本当に起こすの大変で、週明けが一番欠席率高いんです」

😎 「だろうね。じつはこれ、ソーシャル・ジェットラグ――社会的時差ぼけという名称もついていて、最近注目されていることでもあります」

😊 「へえ、そうなんですね」

😎 「まあ、簡単に言うと、遅く起きるのは簡単だけど、早く起きるのは難しいと言うことだ」

😊 「はい、身に染みてます」

😎 「この時差ぼけを治す特効薬は、朝の光を浴びること。だから、これからMちゃんには、意識して朝の光を浴びて欲しいんだ」

7　"朝"は何時まで？

😎 「体内時計は、朝、太陽の光を浴びると早く回るっていうことは覚えてる？」

😊 「はい」

😎 「つまり、Mちゃんのゆっくり回っている体内時計を早く回して、起きられるようにするには、朝、太陽の光を浴びるのが一番なんだ」

😊「朝……ですか」

🤓「難しい？」

😊「ここ最近、起きたら 12 時ぐらいなんです」

🤓「なら大丈夫、その時間に光を浴びよう」

😊「え？　12 時ってお昼ですよ」

🤓「時計は昼間だけど、Mちゃんの体内時計にとっては、その時間が朝なんだ。だから問題ない」

😊「そうなんですか？」

🤓「大切なのは、起きたら、太陽の光を浴びて、体内時計を早く回すことなんだ」

😊「家の中の灯りじゃダメなんですか？」

🤓「体内時計を早く回すためには、少なくとも 3000 ルクスの光が必要なんだ。ところが室内の照明はだいたい 300 ルクス前後しかない。眩しいところでも 1000 ルクスぐらいかな」

😊「そんなもんなんですか？」

🤓「スマホのアプリで簡単に調べることができるからやってごらん。どんなに眩しくてもまず 2000 を超えることはないから」

😊「あ、アプリで調べられるんですね」

🤓「そうなんだ」

😊「あ、本当だ！　この部屋って明るく感じるけど 400 ルクスぐ

〔図表4　光の強さ〕

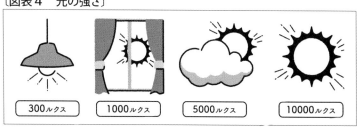

300ルクス　　1000ルクス　　5000ルクス　　10000ルクス

らいしかない」

😊「え？」

😎「もうアプリ入れたんですか？　早いですね……」

😊「どうせなら、早いほうがいいと思って」

😎「それで調べてみると、太陽の光だと1万とか10万とか、室内と桁がまったく違うことがわかりますよ。曇っていても5000ぐらいはいきます」

😊「へえ、すごい」

😎「お昼に起きるというなら、そこから学校に行くってのも難しいかな。

😊「……はい。だいたい休んじゃってます」

😎「そうなんだ。登校することは、光を浴びる絶好の機会の1つなんだ」

😊「はあ……」

😎「でも、光を浴びるために無理して学校に行く必要もないよ」

😊「いいんですか？」

😎「でも部屋の中でじっとしていないでね。庭やベランダに出るだけでもいいんだ。まず、太陽の光を浴びて、そこから体内時計を進めていこう」

😊「庭やベランダでもいいんですね」

😎「できれば散歩とかしてほしいけどね。家の外に出るのが、ちょっとハードルが高かったら、庭とかベランダでも十分です。とにかく太陽の光を浴びることが重要だから」

😊「はい。やっぱり近所の目もなんとなく気になるんで、散歩はちょっと……。でも、庭だったら気にせずにできそうです」

😎「そうか、じゃあ、明日から試してみようか」

😊「はい」

第 3 章

もしかして、
これは病気？

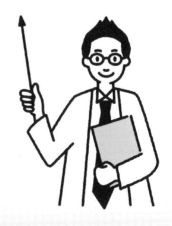

1 病気で起きられないこともあるの?

🧑 「でも先生、光を浴びるだけで本当にいいんですか?」

👨‍⚕️ 「というと?」

🧑 「うちの子、ナルコなんとかっていう病気じゃないかって心配なんですよ」

👨‍⚕️ 「ああ、先ほどもおっしゃってましたよね。ナルコレプシーじゃないかって」

🧑 「ええ、そうなんです。ナルコなんとかが心配なんです」

👨‍⚕️ 「……ナルコレプシーって、言いにくいですか?」

🧑 「え、まあ、素人にはちょっと──」

👨‍⚕️ 「──まあ、診察には関係ないので……」

🧑 「あはは」

👨‍⚕️ 「実際ですね、お母さんのように、"うちの子、ナルコレプシーじゃないか"って心配して診察に来られる方は、たくさんいらっしゃいます」

🧑 「そうなんです?」

👨‍⚕️ 「でも、本当にナルコレプシーだった人は、そんなにいません」

🧑 「え?」

👨‍⚕️ 「それというもの、ほとんどの方が"起きられない"病気="ナルコレプシー"だと思って診察に来るからなんです」

🧑 「起きられない病気って、ナルコなんとか以外にあるんですか?」

👨‍⚕️ 「そうですよね、それが一般的な考えだと思います。でも、実際は違うんです」

🧑 「へえ、違うんですか」

🤓 「はい。まず考えていただきたいのは、睡眠リズムがずれていると言うこと」

🧒 「はあ……」

🤓 「納得いかないですかね?」

🧒 「いやいや、そんなわけじゃ……」

🤓 「はは。それから、やっぱり病気が理由なこともあります」

🧒 「やっぱり」

🤓 「ただ、眠気や、起きられない症状が出る病気はナルコレプシー以外にもあるんですね」

🧒 「そうなんですか!?」

🤓 「病気によっては、ここでは治せないものもあって、別の診療科にかかってもらうこともあります」

🧒 「知らなかった……!　睡眠の悩みは、ここに来たら全部解決するものだと思っていましたけど」

2　睡眠の病気は判断が難しい

🤓 「実は、睡眠に関する病気は、判断が難しいんですよ」

🧒 「難しい?」

🤓 「そうなんです。睡眠の病気の診断は、普通の病気の診断とは違うんです」

🧒 「どういうことです?」

🤓 「まず、普通の病気の診断は、オモチャで例えるなら、プラモデルみたいなものなんです」

🧒 「プラモデル?」

🤓 「ブロックとか積み木でもいいです。パーツを組み合わせると、何かの形になるオモチャってありますよね」

👩 「ああ、はいはい、わかります。そう言えば、この子が小さい頃、ブロックでいろいろつくらされた思い出がありますわ」

👨 「ああ、それはご苦労様でした。実はこの“パーツを組み合わせて形をつくる”というのが、病気の診断に近いものがあるんです」

👩 「へえ」

👨 「例えば“熱がある”“咳が出る”“片方の胸が痛い”“息苦しい”という症状がパーツになります。このパーツを組み合わせると、“肺炎”っていう病気の形になります。これが、一般的な病気の診断なんです」

👩 「なるほど」

👨 「で、睡眠なんですが──その前に、マトリョーシカってご存知ですか?」

👩 「マトリョーシカ? 確か、ひょうたんみたいな形をした人形で、パカッて開けると、中から小さい人形が出てくるやつですよね」

👨 「そう、それです。このマトリョーシカと睡眠の病気の診断がすごく似ているんです」

👩 「そうなんですか?」

👨 「まず“眠れない”という形があるんです。その“眠れない”をパカッと開けて原因を見ていくと、“早寝”“寝坊”“昼寝”“寝酒”“夜のコーヒー”“運動不足”“ストレス”など、いろいろなものが出てくるんです」

👩 「ほう」

👨 「つまり、病気を人形だと考えると、患者さんはパーツを持っていって、お医者さんがそれを人形の形に組み立てるわけです。しかし、睡眠の病気は逆なんです。患者さんが、人形を持って

いって、医者が中に何が入っているのか調べるんです」

👨「――要するに、普通の病気の診断は、症状から形をつくっていくけど、睡眠の病気は、最初に形があって、そこから原因を探していくってことなんですね」

👩「さすがMちゃん、その通り」

👨「えへへ」

👩「だから、すべての原因にたどり着くまで、時間がかかることもあります」

👨👩「はい」

👩「1つひとつ、原因と思われることを潰していくんですが、先ほどお話しした、体内時計のズレは、真っ先に考えられる、大きな原因の1つなんです」

👨「だからまず、そのズレを直そうということなんですか」

👩「そうです。そして同時に、他の原因があるのか、また他に原

〔図表5　睡眠の病気の考え方〕

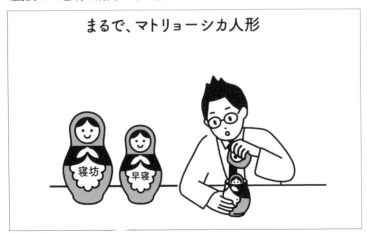

まるで、マトリョーシカ人形

因が合わさっていないかを探っていきます」

👩 「なんか、気が遠くなりそうな作業ですね……」

👨 「そうですね。しかし、そこを見つけないと治療できませんから」

👩 「じゃあ、いろいろやってみて、やっぱりうちの子はナルコだったって可能性もあるんですね」

👨 「うーん、それはどうでしょう。ナルコレプシーの患者さんには特徴があって、Mちゃんはそれに当てはまる感じではないんですよ」

3　ナルコレプシーってどんな病気?

　ここで少し、ナルコレプシーについて解説しましょう。

ナルコレプシーは過眠症と呼ばれる病気の1つ

　ナルコレプシーは昼間眠くなって仕方がない、「過眠症」の代表ともいえる病気です。2020年には、この病気を理由に休業した若手俳優さんのことがニュースにもなったので、この病名を耳にした方は多いと思います。

　実際、私のクリニックでも「ナルコレプシーかもしれない」という相談をたくさん受けています。

　しかし、ほとんどの方にはナルコレプシー特有の症状がなく、別のことが原因になっていることが多いのです。

　では、ナルコレプシーとはどんな病気なのか、説明していきましょう。

ナルコレプシーの症状とタイプ

　まず、ナルコレプシーの主な症状として、次の2つがあります。

①昼間、強い眠気に襲われる

　日中、繰り返し強い眠気に襲われます。集中して試験問題を解いているときのような、強い緊張が続いているときでも、急に強い眠気に襲われ、眠り込むことがあります。

〔図表6　ナルコレプシー（1型）の症状〕

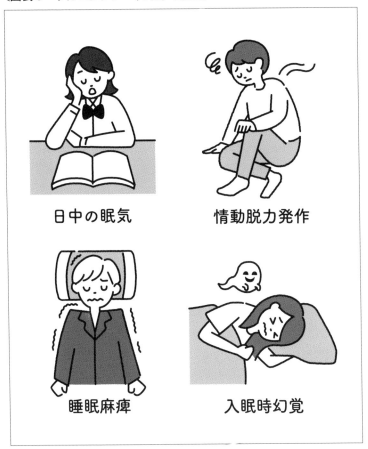

日中の眠気　　　　　情動脱力発作

睡眠麻痺　　　　　入眠時幻覚

②大笑いしたときに力が抜けることが多い

　笑ったり興奮したりすると、急にストンと体中の力が抜けてしまいます。これを情動脱力発作（カタプレキシー cataplexy）と呼びます。

　また、次のような症状もしばしば現れます。

③寝入りばなに金縛りにあう

　この金縛りのことを睡眠麻痺といいます。

④寝ようとすると幻覚を見てしまう

　眠りにつこうとすると、光やお化けが見えたり、体を触られる、宇宙人に誘拐されるといった怪奇現象をしばしば体験することがあります。

　これを入眠時幻覚と呼んでいます。

　これらの4つの症状が現れるものをナルコレプシー1型と言います。

　また、②の情動脱力発作（カタプレキシー）がないタイプのナルコレプシーもあります。これを2型と呼んでいます。

ナルコレプシーであるケースは少ない

　ナルコレプシーは日中、強い眠気に襲われて居眠りをしてしまう病気ですが、朝は起きることができます。

　そのため、"朝起きられない"ことで相談に来られる場合、ナルコレプシーでないことのほうが多いのです。

4　これはナルコレプシーとは違う？

　「つまり、"朝起きられない、イコール、ナルコ……ではない"ということなんですかね」

　「うーん、ちょっと違うかな」

- 「はい!?」
- 「"ナルコレプシーだから、朝起きられないと言うことではない"ということです」
- 「え?　どういうことです?」
- 「ナルコレプシーは、昼間、もの凄く眠くなって居眠りしてしまいます。この眠気はどんな状況にもかかわらず、繰り返し何度も襲ってきます。これがナルコレプシーです」
- 「はい」
- 「じゃあ、ナルコレプシーの人は、みんな朝、ちゃんと起きていられるかっていうと、そうではない。違うんです」
- 「は?　どういうことです?」
- 「ナルコレプシーでも、朝起きられない人はいるんです」
- 「は?　何?」
- 「"朝起きられない"という症状には、いろいろな原因があるというお話はしましたよね」
- 「はい、聞きました」
- 「ナルコレプシーの症状に、寝入りばなに金縛りや怖い幻覚を見ることがありますが、それによって寝付きが悪くなることもあります。寝付きが悪くなると言うことは——」
- 「朝起きられない」
- 「その通り。また、ナルコレプシーでも、夜中に何回も目が覚めてしまうようなタイプなら、やっぱり翌朝の目覚めが悪くなります」
- 「つまり、ナルコレプシーでも、朝、起きられなくなることもある、ということです」
- 「先生、私、なんだかわけわからなくなってきました」
- 「ですよね」

👩 「私も……」

👨 「ははは。ややこしい話をしてすみません」

👩 「あはは」

👨 「ポイントは2つです」

👩 「2つ?」

👨 「1つめ、ナルコレプシーは、昼間に居眠りをしてしまう病気だということ」

👩 「はい、これはわかりました」

👨 「2つめは、ナルコレプシーでも、朝起きられなくなる場合があるということ」

👩 「なるほど」

👨 「そして、朝起きられない症状が出たとき、おさえておきたいポイントも2つなんです」

👩 「これも2つなんですか? ややこしい」

👨 「1つめは、さっきお話しした "体内時計のズレ"
起きる時間がどんどんずれてしまって、朝起きられなくなります」

👩 「これは大丈夫。わかります」

👨 「もう1つは、"寝不足" です」

👩 「はあ」

👨 「意外ですか?」

👩 「意外と言うよりも……当たり前な気が。こんなことが、病気の理由になるんですか?」

👨 「なるんです」

👩 「ええ?」

👨 「この当たり前のことが、できていない。そこが大きな問題なんです」

5　睡眠時間が問題

- 「お母さん、お嬢さんに必要な睡眠時間はご存知ですか?」
- 「え?　もう高校生なんだから、7、8時間もあれば十分なんじゃないですか?」
- 「本当にそう思ってます?」
- 「はい」
- 「必要な睡眠時間、多少の個人差はありますが、高校生では8時間から9時間です」
- 「ええ!?」
- 「そんなに寝てたら、勉強する時間がなくなっちゃう」
- 「Mちゃんが学校行っているときの睡眠時間は、どれぐらい?」
- 「うーん……6時間ぐらいかな?　課題が終わらないと5時間とか4時間ぐらいになっちゃうけど」
- 「それはなんと!　少なすぎですね」
- 「そうですか?」
- 「睡眠時間が7時間以下で、脳が正常に活動できる高校生はいません」
- 「ええ!?」
- 「でも先生、学校ある平日に、7時間以上寝るなんてとても無理です」
- 「そうですね、ゆゆしき問題です」
- 「ゆゆしき……」
- 「さっきも言いましたが、7時間未満の睡眠では脳はちゃんと働きません。たくさん勉強しなくてはいけないのに、肝心の脳がフル回転できない——つまり、勉強の効率が悪くなるという

ことです」

「でも、やることがありすぎて、学校行けているときは、7時間以上寝るなんて……」

「勉強のためには、寝たほうがよい。けど、勉強があるから眠れない。ゆゆしき問題でしょ」

「確かに…」

「しかも、毎日、必要な睡眠時間が取れないことが続くのは病気なんです」

「嘘でしょう？　そんなんで」

「病気です。よく考えてください、鉄分が足りていないと、体ってどうなります？」

「貧血になるかな？」

「そう、鉄分が足りないと、"貧血"になります。酷い貧血ってなったことはありますか？」

「ええ、あります。この子を妊娠中に。鉄剤を処方されました」

「お医者さんにお薬出してもらうって、それはもう、立派な病気ですよね」

「え？　ああ、確かに。保険証使えましたし、病気と言えば病気ですよね」

「そう、体にとって必要なものが足りない、というのはまさに病気の状態なんですよ」

「なるほど……」

「睡眠は体にとって必要不可欠です。それが足りない状態というのは、貧血や栄養失調と同じことなんです」

「ってことは、"今日全然寝てないのよ〜"って笑って話すことは、"私栄養失調なのよ〜"って笑って話すことと同じってことですよね。うわっエグい」

👲「そうなんです。日本人は睡眠不足を自慢する傾向があります
　　が、こっちにしてみれば言語道断です」

🧒「あはは……試験前にはどれだけ寝てないか、自慢みたいに話
　　してました」

👲「本当に嘆かわしい事態なんですよ、睡眠時間が足りないこと
　　が問題視されていないんです」

6　必要な睡眠時間を知ることが大切

👲「お子さんが栄養失調だったら、保護者は虐待してるんじゃな
　　いかって疑われ、児童相談所も出てきますよね」

🧒「まあ、そうですよね」

👲「ところが、お子さんが睡眠不足だから、親は虐待してるって話、
　　聞いたことありますか?」

🧒「まあ、聞かないですねぇ……」

👲「それは、周りの大人がみんな、子供の睡眠が足りてるかどう
　　か気にしていないからです。それどころか、大人自身、自分の
　　睡眠が足りず、慢性的な睡眠不足に陥っていることを意識して
　　いないからです」

🧒「そう言えばそうですねぇ……。まあ、寝不足なら、休みの日
　　に寝だめすれば何とかなるって思ってますから」

👲「なりません」

🧒「へ?」

👲「週末に寝だめするだけでは、回復できないんです」

🧒「そうなんですか!?」

👲「睡眠不足からの回復は、少なくとも2〜3週間、本来より多
　　めの睡眠時間を取る必要があるんです」

👦 「何ですと⁉」

👧 「じゃあ、休みの日にいっぱい寝るのって意味がないっていうことなんですか?」

👨 「意味がないと言うより、睡眠リズムが狂ってしまう可能性があるので、避けたほうがよいです」

👧 「ええ⁉」

👨 「むしろ、毎日きちんと、必要な睡眠時間を取ることが大切なんです」

👧 「でも……」

👨 「そう、学校の勉強をするだけで、睡眠時間が足りなくなってしまいます。それに部活や塾が加わると、もう、絶望的ですね」

👧 「はい」

👨 「どうしてこうなると思いますか?　実は先ほども言いましたが、大人が自分に必要な睡眠時間を意識していないことが原因なんです。その証拠に、日本人の平均睡眠時間は世界一少ないんです」

👧 「そうなんですか⁉」

👨 「とくにお母さんぐらいの年代の女性が一番少ないんです。お母さんは必要な時間、眠れてますか?」

👩 「うーん……4時間ぐらいの日が多いですかね」

👨 「何と!　それは少なすぎますね。必要な睡眠時間がどれくらいだかご存知ですか?」

👩 「ああ、それは知ってますわ。8時間でしょ。でも、6時間も寝られたら充分な気がしますけど」

👨 「6時間はやっぱり少なすぎます。大人でも7時間から9時間が適正な睡眠時間なんですよ」

👩 「そんなになんですか?　娘と同じ、無理ですわ、そんなに寝るの」

👓 「親子そろってゆゆしき問題ですね」

🙂 「あはははは」

👓 「こんな感じで、必要な睡眠時間を知っている大人はほとんどいないんです。つまり、Mちゃんの学校の先生も、同じように正しい睡眠時間を知らないんです。これはどういうことだかわかりますか?」

🙂 「さあ……?」

👓 「生徒に必要な睡眠時間を知らないと言うことは、寝ないといけない時間を過ぎても勉強させてしまうと言うことです。だから、子供の睡眠時間がどんどん削られていってしまうんです」

🙂 「なるほど……」

👓 「このように、睡眠に関して、日本はゆゆしき事態になっているんです」

🙂 「なんか、恐ろしい事態ですねぇ」

👓 「ええ。しかし、そういう啓蒙活動は、私たち睡眠医がやらなくてはならないことなので、私たちの責任でもあるんですが」

🙂 「へえ……」

👓 「まあ、そんなこと言っていてもキリがないので、まずお母さんに気を付けていただきたいことがあります。それは、お子さんは必要な睡眠時間がちゃんと取れているかどうかということなんです」

🙂 「ああ、そうすると、今まで間違いなく睡眠時間足りてませんでしたねぇ」

👓 「そうです。睡眠時間が足りなければ、朝起きられないというのは当たり前のことですよね」

🙂 「確かに」

👓 「そのためには、これぐらい寝てれば大丈夫だ、と思い込まず、

〔図表7　正常な睡眠時間は?〕

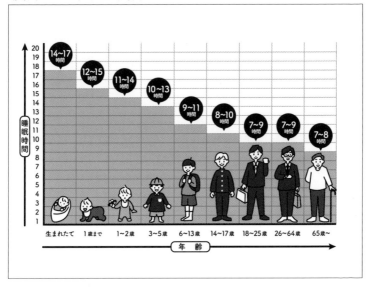

　自分に必要な睡眠時間が本当はどれくらいなのか知ることから
始めほしいな、と思います。そのうえで、必要な睡眠時間に近
づけるよう、少しずつでも長めに眠るようにすると、それだけ
で随分改善することもありますよ」

　「そうなんですね。起きられないのは病気だって、そんな単純
な話じゃないんですね」

　「うん、すごく勉強になりました」

7　【参考】「起きられない・眠い」に関わる病気

朝起きられなくなる病気

　朝起きられないという悩みは、多くの場合今までお話しした睡眠

リズムの乱れや、睡眠不足が原因になっています。

　しかし、中には病気が原因で、起きられなくこともあります。

　ここでは、朝起きられなくなったり、昼間眠くなる症状をおこす病気にはどんなものがあるのか、簡単に紹介していきます。

・ナルコレプシー

　昼間眠くて仕方がない過眠症の代表的な病気です。

　眠気以外にも特徴的な症状をおこします。

　この病気については42ページで詳しく解説していますので、そちらをご覧ください。

・**特発性過眠症**

　この病気には、次の4つの特徴があります。

　①昼間の眠気

　②眠っても疲れが取れない

　③ナルコレプシーの特徴がない

　④睡眠不足がない

　睡眠時間が11時間以上になるタイプ(多くは12～14時間)は、高い確率で「うつ」を合併します。

・**睡眠時無呼吸症候群**

　睡眠中に繰り返し呼吸が止まり、そのたびに目が覚めてしまう病気。本人は眠っているつもりでも、睡眠が細切れになっているため、日中酷い眠気に襲われるようになります。

　日中の眠気以外に高血圧や心臓病の原因ともなります。

　多くは朝起きられますが、朝のだるさや頭痛で起きられなくなることがあります。

・むずむず脚症候群／周期性四肢運動障害

むずむず脚症候群は夜になると脚を動かしたくて仕方なくなるとともに、むずむずする（虫の這うような、だるい、いらいらする）ような感覚が起こって眠れなくなる病気です。

周期性四肢運動障害は眠っている間に脚が繰り返し動き、そのたびに目が覚めてしまう病気です。

この2つの病気は合併することが多く、不眠と朝の起きづらさが同時に起こるようになります。

・うつ病／双極性障害

不眠と過眠が同時に生じることがあり、遅寝遅起きのパターンに見えることがあります。

心の病気と睡眠については、第5章で詳しく紹介します。

・発達障害（神経発達症）

注意欠陥・多動性障害（ADHD）と自閉スペクトラム症（ASD）は睡眠リズムを崩しやすく、遅寝遅起きになることが少なくありません。

発達障害（神経発達症）の睡眠については第4章で詳しく解説します。

睡眠の病気は診断が難しい

これらの病気なのかどうかは、まず診察してみないとわかりません。しかし、最初にお話したとおり、睡眠の病気は判断が難しいのです。

あくまでも「こんな病気もあるんだ」という知識としてもっていていただければと思います。

「起きられない」体質？

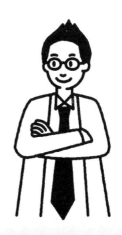

今日はMちゃんの2回目の診察日です。
初診からどんな変化があったのでしょうか。

1　起きられない体質ってあるの?

👓 「やあ、Mちゃん、こんにちは!　2回目の診察だけど、前回
　と比べて調子はどうかな」

🧒 「ええ、まあ……」

🧒 「最初の1週間は頑張れたんですけどねぇ」

👓 「だんだん起きれなくて、戻っちゃった?」

🧒 「……はい。なんか、途中から疲れちゃって……」

👓 「ちょっと頑張りすぎちゃったかな?」

🧒 「うん……そうかな?」

🧒 「先生、ちょっと思ったんですが」

👓 「何でしょう?」

🧒 「この間、先生は体内時計のズレと睡眠不足が一番の原因だっ
　て言ってましたよね」

👓 「ええ、そうです。ちゃんと覚えていてくれたんですね」

🧒 「はい、でもなんか違うんです」

👓 「違う?」

🧒 「ここ半月、朝起きて日の光を浴びることを頑張ってみたんで
　すけど、どうも上手くいかなくて」

👓 「ほう」

🧒 「でも、ナルコなんとかでもない感じなんですね」

👓 「ナルコレプシーですね」

🧒 「ナルコの名前なんて、そんなのどうでもいいんですけど。問
　題は──」

😊 「問題は?」

😳 「もしかして、うちの子、体質的に起きられない子じゃないかと思ったんです」

😊 「体質ですか」

😳 「だとしたら、もう、何やっても無駄じゃないかって、そんな気がしてきて」

😊 「それはまた極端な」

😳 「でも、起きられない体質ってあるんじゃないんですか?」

😊 「んー、なくはないけど、お母さんの言っているのとはちょっと違うんですね」

😳 「どういうことです?」

😊 「一口に"起きられない体質だから"で言い表すことはできません」

😳 「は?」

😊 「前回、いろいろな原因で起きられなくなるっていうことをお話しましたよね」

😳 「はい」

😊 「で、その子の生まれ持った性質というか、特質みたいなのが原因の1つになることがあるんです」

😳 「ほう……」

😊 「その特質は、発達障害のお子さんにしばしば見られるんです」

😳 「発達障害?」

😊 「お母さん、発達障害はご存知ですか?」

😳 「ええ、まあ、何となく……」

😊 「発達障害は、言葉自体は有名ですが、ちゃんと理解している人は案外少ないんですね」

😳 「実態ですか……。片づけられないと発達障害だって聞いたこ

とはあるんですけど」

😎 「片づけられないイコール発達障害というわけではないんですよ。まあ、ほとんどの方がその程度の理解なんでしょうが」

😊 「あはは」

😎 「発達障害はいろいろなタイプがあります。その中で、朝、起きられない症状が出るタイプがあるんです」

2 発達障害とは

発達障害（神経発達症）の定義

「発達障害」という言葉はよく知られていますが、最近では精神科専門医は「発達障害」ではなく、「神経発達症」という言葉を使うようになりました。

これは DSM-5 で新しい基準が設けられたため、それに合わせて日本精神医学会が名称を変更した結果です。

DSM はアメリカの精神医学会が発行している精神疾患の診断・統計マニュアルです。これはアメリカのみならず、世界中で精神疾患の診断の基準として使われています。その最新版が 2013 年に発行された DSM-5 です。

この発達障害（神経発達症）ですが、日本精神神経学会では「日常生活、社会生活、学業や職業などにおける機能の障害を引き起こし、発達期に発症する一連の疾患群」と定義しています。

発達障害（神経発達症）を非常に大まかに分類すると、次の6つに分けられています。

① 知的能力障害群（ID）

　知的な発達の遅れがあって、日常生活に支障が出ている状態

② 限局性学習症（SLD）

　知的能力は正常にもかかわらず、「読み」「書き」「計算」など一部の能力が極端に低下している状態
③　注意欠如・多動症（ADHD）
　　・注意欠如（不注意、忘れっぽい）・多動性（落ち着きがない）・衝動性（抑えが効かない）の３つの特徴を持つもの
④　自閉スペクトラム症（ASD）
　　コミュニケーション能力の発達の遅れとこだわりの強さが特徴
⑤　コミュニケーション症（CD）
　　⑤と同様にコミュニケーション能力の発達に遅れがあるが、④と違ってこだわりの強さがない
⑥　発達性協調運動症（CCD）
　　手と足や右手と左手を同時に使うことができないなど、極端に不器用な状態
　これら①〜⑥は単独で症状が出ることもあれば、併発することもあります。
　例えば、③の注意欠如・多動症に②や④を合わせ持つことがあるのです。

「法律上」の発達障害

　ちなみに発達障害支援法では、発達障害のことを、
「発達障害者とは、発達障害（自閉症、アスペルガー症候群その他の広汎性発達障害、学習障害、注意欠陥多動性障害などの脳機能の障害で、通常低年齢で発現する障害）がある者であって、発達障害及び社会的障壁により日常生活または社会生活に制限を受けるもの」
と定義しています。
　"自閉症、アスペルガー症候群その他の広汎性発達障害"は、上

記④の自閉スペクトラム症、"学習障害"は②の限局性学習症、"注意欠陥多動性障害"は③の注意欠如・多動症に当たります。

　これらも、神経発達症同様、DSM-5 の改定に伴って名称が変更になっています。

もし、発達障害と言われたら

　発達障害は、本人の「気づきと工夫」に周囲の「正しい理解」、そして「適切な支援」が重要なポイントとなります。これらが上手くいくと、日常生活や社会生活への支障も少なくなり、本人や周囲の負担も少なくなります。

3　発達障害と睡眠の病気の関係

🧒「発達障害にもいろいろあるんですね」

👨‍⚕️「そうなんです。片づけられないって言うのも、発達障害の一部の症状でしかないんです」

🧒「しかも、今は発達障害とは呼ばないと？」

👨‍⚕️「ええ、障害という言葉にはネガティブなイメージがあるので、2014 年から"神経発達症"という呼び方になりました」

🧒「変わったの、結構前なんですね。知らなかった」

👨‍⚕️「法律をはじめ"発達障害"という言葉がまだ広く使われているので、神経発達症が一般的になるのは、もう少し時間がかかるでしょうね。お母さんも発達障害という呼び名で説明していったほうがわかりやすいですかね」

🧒「そうですねぇ、新しい言葉はどうもよくわからなくて……」

👨‍⚕️「あはは。じゃあ、そうしましょう」

🧒「お願いします」

👧 「では、本題に入りましょう。発達障害と朝起きられないということに、関連性があることが最近わかってきたんです」

👦 「そうなんですか」

👧 「私みたいに、睡眠と精神、両方を診られる者がそんなに多くないので、おかしいと思いつつも関連があるとわかるまで時間がかかってしまったんですね」

👦 「へえ」

👧 「発達障害の中でも、ADHDとASD、この2つが、睡眠の病気と大きな関係があるとわかってきています」

👦 「AD？　何それ。どっちも似たような名前……」

👧 「ママ、先生が言っているのはADHDとASDだよ。ADだとテレビの人みたい」

👧 「ADHDが注意欠如・多動症で、ASDは自閉スペクトラム症です」

👦 「全然違うのに、なんでアルファベットにすると似たり寄ったりなんです？　わけがわからない……」

👧 「では、ADHDと言わずに注意欠如・多動症と自閉スペクトラム症で説明しますね」

👦 「お願いしますわ。こんなおばちゃんに横文字言われても覚えきれないので」

👧 「あはは」

4 　起こしやすい睡眠の問題　①注意欠如・多動症その1

👧 「ではまず、ADHD——注意欠如・多動症と睡眠の問題について説明しましょう」

👦 「ADHDは聞いたことあります。ただ、私の記憶だと注意欠陥

多動性障害だった気が……」

👩‍⚕️「それは古い呼び方ですね。今は注意欠如・多動症に変わっています」

👧「そうなの?」

👩‍⚕️「言葉の持つイメージで、実際よりも悪い印象を持ってしまうことがあるので、その点に配慮した名称に変わったんです」

👧「あ、確かに。欠陥だと注意力が全くない感じだけど、欠如だと「あるにはあるけど、足りてない」って感じがして、少しプラスの印象になりますね」

👧「へぇ……時代は移り変わってるんですねぇ」

👩‍⚕️「その注意欠如・多動症ですが、3つの特徴があります。不注意、多動性、衝動性です。言い換えると"そそっかしい、落ち着かない、危なっかしい"です」

👧「やだ、それ私みたい」

👧「うん? 確かにそそっかしいかも……」

👩‍⚕️「ははは。人間誰しもそう言う面はあります。しかし、注意欠如・多動症はちょっと違うのです」

👧「というと?」

👩‍⚕️「注意や覚醒、意欲を出すのに必要な脳内ホルモンにノルアドレナリンとドパミンというのがあるんですが、注意欠如・多動症の脳は、その物質を充分な量貯めておくことができないんです。簡単に充電が切れてしまう状態なんです」

👧「充電が切れるとどうなっちゃうんです?」

👩‍⚕️「ぼーっとしてしまったり、ちょっとしたことでキレやすくなったりします」

👧「あ、さっき言っていた不注意と」

👩‍⚕️「衝動性です。この症状が出てくるんです」

62

😀 「じゃあ、多動は?」

😎 「体を動かすことで、足りてないノルアドレナリンとドパミン
を補充しようとするんです。——Mちゃんは災害用の手回し発
電機って知ってます?」

😀 「あの、ハンドルぐるぐる回して、ラジオとかライトとか点け
るヤツですか?」

😎 「そう、それでスマホも充電できるの知ってる?」

😀 「中学の授業でつくりました! 確かに充電できるけど、ちょっ
としかできなかった記憶が……」

😎 「そうです。ぐるぐる一生懸命回してやっとの思いで充電する、
これと同じことが注意欠如・多動症の脳で起こってるんです。
動き回ってなんとかノルアドレナリンとドパミンを充電するん
です。
でも、ちょっとしか充電できないから、すぐに切れてしまう。
そうすると不注意や衝動性が出てきてしまうんです」

😀 「ああ、そういうことなんですね。この病気は充電中か充電切
れで問題が起こってしまうんですね」

😎 「そういうことです。そして、これは睡眠の病気とも無関係じゃ
ないんです」

5 起こしやすい睡眠の問題 ②注意欠如・多動症その2

😎 「注意欠如・多動症の人の脳で足りなくなってしまうのが、ノ
ルアドレナリンとドパミンだと言いましたよね」

😀 「はい」

😎 「これは覚醒を促す脳内ホルモンです。これが足りないので、
注意欠如・多動症の人は、昼間眠いことが多いんです。そして、

注意欠如・多動症の人は、他にもまだ睡眠の問題を起こしやすいのです」

「そうなんですか？」

「例えば、むずむず脚症候群という病気があるんですが、ご存知ですか？」

「いえ、初めて聞きました」

「この病気は寝ているとき、足に不快な感じがして、目が覚めてしまうんです。注意欠如・多動症の人は、4割がこの病気を持っているとも言われています」

「4割って、多いですよね」

「ええ、この病気も、実はドパミンの不足から起こっていると考えられています。ドパミンは、いろいろな作用がある脳内ホルモンなんですが、その中に1つに不要な感覚や不要な動きを抑える、というものがあるんです」

「不要……？」

「例えば、お母さん、今日は眼鏡をかけてますよね」

「ああ、そう、いつもはコンタクトなんですが、結膜炎になっちゃって、今日は眼鏡なんですよ」

「眼鏡だと、フレームが視界に入ると思うんですが、気になります？」

「え？　そんなこと……あ、言われたらめっちゃ気になってきた」

「あと、結婚指輪してらっしゃいますけど、締め付ける感じとかって意識してます？」

「ええぇ!?　これも言われたら、めっちゃきつく感じてきた」

「あとは──」

「先生、止めてください。これ、なんかの拷問ですか？」

😎 「ははは。ごめんなさい。調子に乗っちゃいました。——このように、私たちは必要のない、いろいろな感覚を"意識しない"ようになってるんですが、これもドパミンの働きなんです。このドパミンが足りないために、足の感覚を意識してしまって眠れなくなってしまうのがむずむず脚症候群なんです。ドパミンが足りなくなる注意欠如・多動症の人が起こしやすい病気であるというのも、そういうことなんです」

🙂 「なるほどねぇ」

😎 「同じような理屈で、周期性四肢運動障害という、寝ている間に体が勝手に動いて、目が覚めてしまう病気も、注意欠如・多動症の人には起きやすいんです。それからこの周期性四肢運動障害は、むずむず脚症候群に併発することが多いんです」

🙂 「いろいろな病気があるんですねぇ」

😎 「お母さんが気にしていたナルコレプシーも、注意欠如・多動症の子はかかりやすくなっています」

🙂 「そうなんですか!?」

😎 「これも簡単に言えば、脳内ホルモンのノルアドレナリンとドパミンが不足していることで起こるんです」

🙂 「2つのホルモンが、いろいろな病気に関係してるんですねぇ」

😎 「注意欠如・多動症に起こる睡眠の問題は、これだけではないんです」

🙂 「まだあるんですか?」

😎 「実は、注意欠如・多動症の人は、体内時計がゆっくり回るんです。つまり、どんどん時間が遅くずれていくので、自然と遅寝遅起きになってきてしまうんです」

🙂 「これもドパミンのせいなんですか?」

😎 「これはちょっと違うんですよ。メラトニンという睡眠のホル

モンです。このメラトニンの分泌が、注意欠如・多動症の人は遅れて分泌されるため、眠くなる時間がどんどん遅くなっていくんです」

「注意欠如・多動症の子は、起きているときが大変かと思ってましたけど、寝かせるのも起こすのも大変なんですねぇ」

〔図表8　ADHD（注意欠如・多動症）はなぜ眠い？〕

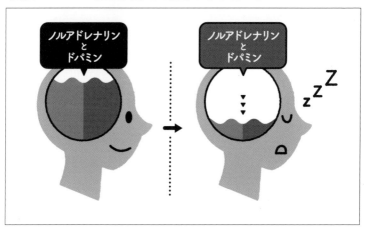

6　起こしやすい睡眠の問題　③自閉スペクトラム症

「そしてもう1つ、睡眠の問題を起こしやすいのが、自閉スペクトラム症です」

「自閉症って、自閉症ですよね？　なんでスペクトラムが間に入ってるんです？」

「お母さん、アスペルガー症候群や広汎性発達障害、高機能自閉症って聞いたことはあります？」

👦 「アスペルガーなら聞いたことがあります。どんなものかって説明はできませんけど……」

👓 「これらをひっくるめてまとめたのが自閉スペクトラム症なんです。これらは同じ共通点があるんです。
　1つはコミュニケーションが苦手という点です。特に言葉によるコミュニケーションを上手く取ることができません。
　例えば、お母さんが長時間コトコト煮込む料理をつくっているところで、急な用でちょっと近所まで出かけることになったとします。そんなとき、お子さんになんと伝えますか?」

👦 「鍋で煮込んでるんですよね?　だったら、すぐ戻るけど、念のため鍋見ておいてくれるって言いますね」

👓 「Mちゃんはそう言われて、お母さんがなかなか戻ってこなくて、お鍋から焦げた臭いがしてきたらどうする?」

👧 「え?　そしたら慌てて火を止めると思います」

👓 「そうだね、それが"普通"だよね。ところが、一部の自閉スペクトラム症の人は、何もしないんです」

👧👦「え?」

👓 「見てて、といわれたら、本当に見てるだけになるんです。お鍋が焦げようが吹きこぼれようが、何もしない。言葉の裏にあることを、察することができないんです。だから、自閉スペクトラム症の子供には、"お鍋見ていてね。焦げ臭くなったり、吹きこぼれたらすぐ火を止めてね"まで言わないといけないんです」

👦 「面倒くさいですねぇ」

👓 「言い換えると、物事の捉え方が私たちとは違うとも言えます。だから私たちが気にも止めないような細かいことまでしっかり見ていたり、気にしたりするんです」

👦 「へぇ……」

🧑‍🔬 「もう1つが、強いこだわりです。おもちゃを毎回、決まった並べ方で遊んだり、物事を決まり切った手順でやらないとパニックになったりします。しかし、このこだわりは、自分の好きなことにはとことん集中できるという特性にもなります」

👦 「なんか、集団生活には向かなそうな感じですねぇ」

🧑‍🔬 「ええ、そうなんです。超マイペースな不思議ちゃんが、この自閉スペクトラム症の人だと言えます。この自閉スペクトラム症の人も睡眠の問題を起こしやすいんです。

好きなことに集中しすぎて、寝たくない・寝るタイミングを逃すっていう場合もあるんですが、基本的に、自閉スペクトラム症の人は、私たち定型発達の人間に比べて1時間半から2時間近く、体内時計が遅くなる傾向があります」

👦 「これもドパミンが関係してるんですか?」

🧑‍🔬 「いえ、これはメラトニンが関わってるんです」

👦 「メラトニン？ さっき、睡眠のホルモンって言ってましたっけ?」

🧑‍🔬 「そうです。メラトニンは、夜になって分泌が増え、睡眠のリズムを整えるホルモンです。このメラトニンは夜中に最も多く分泌され、明け方に向かってどんどん量が減り、昼間はほとんど分泌されません。グラフにすると、夜中に頂点があって朝から夕方までが裾野になる山の形になります。このメラトニン量の増減が睡眠のリズムと深い関わりがあるんです」

👦 「そうなんですね、知らなかった」

🧑‍🔬 「実は、自閉スペクトラム症の子は、このメラトニンの分泌に特徴があるんです」

👦 「どんな特徴です?」

😊 「まず、メラトニンの量がそんなに多くないこと。本来なら夜中にたくさん分泌されるはずなんですが、自閉スペクトラム症の人はそんなに多くない──ピークの山が低いんです」

😊 「へえ」

😊 「そして、通常、メラトニンは昼間ほとんど分泌されないんですが、自閉スペクトラム症の場合、昼間でも若干量分泌されます。言い換えると、メリハリがない。グラフにすると、高い山型になるはずが、丘の形になっちゃってるのが自閉スペクトラム症なんです」

😊 「メリハリがないってことは、睡眠のリズムが乱れるってことですよね」

😊 「そう、その通りです。その結果、遅寝遅起きになって、朝起きられなくなるんです。これまで日本ではメラトニンは認可されていなくて、欧米でもサプリメント扱いだったんですが、2020年になり、発達障害をお持ちのお子さんの睡眠異常の治療薬として認可されました」

😊 「本当ですか？ 並行輸入しないと手に入らないって思ってました」

😊 「そうなんですよ。でも、Mちゃんには使えません」

😊 「え？ どうして？」

😊 「日本では、認可された時に6歳から15歳までのお子さんにしか使えないっていう制限がついちゃったんです。Mちゃんは16歳だし、そもそも発達障害っていう診断はついていませんから、今のところ使っちゃいけないことになってます」

😊 「うーん、なんか悔しい」

😊 「ママ、私別に飲みたくないから」

😊 「ですよね。メラトニン以外にも朝起きられる方法はたくさん

ありますから、大丈夫です。とりあえずここでは、自閉スペクトラム症のお子さんにはメラトニンの異常がある場合が多いということだけ理解しておいてください」

〔図表9　ASD（自閉スペクトラム症）はメリハリがない？〕

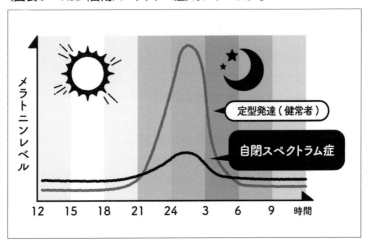

7　簡単に結論づけることは難しい

😊「なるほどねぇ。発達障害と遅寝遅起きは無関係じゃないんですね」

😑「そうですね。ただ、注意して欲しい点があります」

😊「何ですか？」

😑「発達障害だから、睡眠の病気になるとか、睡眠の病気だから発達障害だっていう風に簡単に結論づけて欲しくないんです」

😊「はあ」

😑「前回、来てくださったときにお話したかと思うんですが、睡

眠の病気は単純じゃないんです」

😊 「あ、マトリョーシカの話?」

🧑 「ああ! いろんな原因があるっておっしゃってましたよね」

😊 「はい、そう、そうなんです。いろんな原因があって、起きられなくなるんです。いろんな可能性を突き詰めていくと、もしかしたら発達障害があるかもしれないし、ないかもしれない。今の段階では何とも言えないんです」

🧑 「はい」

😊 「Mちゃんがもともと発達障害であるという診断が下っていたら別なんですが、問診にも紹介状にも書いてありませんし、こうやってお話している印象では、現時点ではその可能性は低いと思っています」

🧑 「そうなんですね。だったら1週間で元に戻っちゃったのは何でででしょう」

😊 「ははは。お母さん、睡眠不足の回復ってどれくらいかかるかって覚えてます?」

🧑 「いや、知らないです。そんなこと」

😊 「確か、何週間かかるって言っていたような」

🧑 「え? 言ってた?」

😊 「うん、言ってた」

😊 「まあ、普通は1回聞いただけで覚えるのは難しいですから——前回、睡眠不足の話をしたことは覚えています?」

🧑 「ええ、それは覚えています」

😊 「睡眠不足も、起きられなくなる大きな原因であると、そのときお話しましたよね。で、睡眠不足の回復は、多めに睡眠を取る生活を2〜3週間続ける必要があるんです」

🧑 「そう言えば、そんな話、聞いたような……」

🤓 「今回は、朝起きて日の光を浴びて体内時計をリセットするっていうのを主にやっていてもらったんですが、夜は眠れていましたか?」

😊 「えーと……早く起きなきゃって思うと、逆に眠れなくなってました。学校に行くと、課題とかいろいろあって寝るのも遅くなるし」

🤓 「そうか。やっぱり睡眠のリズムが乱れちゃってたんだね。もう、学校に行くことは忘れて、しっかり睡眠取ってしっかり起きることに専念してもらったほうがいいんじゃないんですか?」

😊 「え? 先生! それは――」

😲 「え? え? え?」

😊 「睡眠のリズムが整わないうちに、睡眠不足でまた乱れてしまうんなら、いつまでたっても改善できませんし」

😲 「だからって、そんなご無体な」

🤓 「ははは、半分冗談、半分本気です」

😲 「ええ!?」

🤓 「睡眠のリズムを乱すことは簡単ですが、戻すのには時間がかかってしまうんです。だから、1週間やそこらで結論をだすのは難しいんですよ」

😊 「なるほど、そう簡単にはいかないってことなんですね」

8 まずは睡眠のリズムを整える

🤓 「今お話した発達障害の方でも、まず始めるのは、睡眠のリズムを整えることなんです」

😊 「そうなんですか!?」

🤓 「注意欠如・多動症も自閉スペクトラム症も、メラトニンの分

　泌が正常に行われていない、つまり、睡眠のリズムが乱れやす
　い状態なんです」

😃「ほう」

🤓「まずは起きたら、日光を浴びて、メラトニンの分泌をストッ
　プさせる。これは、今Mちゃんにもやってもらっていることで
　すね」

😊「はい」

🤓「日光を浴びると、体内時計がリセットされるというのが前回
　お話しましたよね」

😃😊「はい」

🤓「これは、メラトニン分泌をストップさせ、タイマーをＯＮに
　することでもあるんです」

😊「タイマー?」

🤓「メラトニンは、朝、光を浴びるとストップしますが、そこか
　らだいたい 14 〜 15 時間経つと、分泌を開始するんです」

😊「へえ、面白い」

🤓「もう１つ注意して欲しいのは、メラトニンの分泌が開始する
　頃、つまり夜に強い光を受けると、メラトニンの分泌が少なく
　なってしまうんです。つまり、眠りにくくなってしまう」

😊「ああ、だからスマホの光は寝る前ダメなんですね」

🤓「そうなんです。そして面白いことに、自閉スペクトラム症は、
　夜強い光を受けた人と同じようなメラトニンの分泌となるんで
　す」

😊「そうなんですか!?」

🤓「だからこそ、朝、しっかり光を浴びて刺激を受け、夜は強い
　光を避けることで、メラトニンの分泌を整える必要があるんで
　す」

😊 「なるほど」

🤓 「これは注意欠如・多動症の人でも同じです。注意欠如・多動症はメラトニンの分泌開始が遅れる傾向があるんで、朝、しっかりとリセットをさせてタイマーのスイッチを ON にすることがとても重要なんです」

😊 「そうなんですね」

🤓 「実は、朝、光をしっかりと浴びることで、睡眠のリズムだけでなく多動や衝動性の症状も改善されたという報告もあるんですよ」

😊 「なんと！　びっくり」

🤓 「それだけ、朝、日の光をちゃんと浴びることは大切なことなんです」

😊 「はい」

🤓 「あと、Mちゃんは課題があるからと無理して起きてないで、眠くなったらちゃんと寝たほうがいいですよ」

😊 「うーん、頑張ってみます」

🤓 「それから、もっと気を付けて欲しいのは、夜は強い光を見ないこと。スマホやパソコンの画面からは結構強い光が出てますから、夜はできるだけ見ないほうがいいんです」

😊 「それが一番難しいかも。スマホないと生きていけないし……」

😊 「うちにいるときは、ずっと片手にスマホだもんね」

😊 「だって……」

🤓 「ははは。まあ、朝起きられるようになるまでは、今よりちょっと早めにスマホにお休みを言ってみる、くらいでどう？」

😊 「ええ……はい」

第 5 章

本当に
「起きられない」
ことだけが
問題ですか?

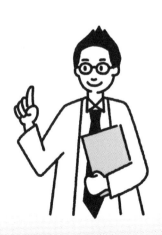

1　それは心と体からのSOSかもしれない

- 🧒「でも先生、スマホを我慢すれば本当に起きられるようになるんでしょうか?」
- 👨「あはは。痛い所を突かれたな」
- 🧒「え?」
- 👨「もちろん、それで起きられるようになるかもしれないし、ならないかもしれない」
- 🧒「何?　どっちです?」
- 👨「どっちも可能性があるってこと」
- 🧒「そんなガチャみたいなことで、スマホ我慢しなきゃいけないんですか?」
- 👨「いや、睡眠のリズムを整えることは、朝起きられるようになるためにすることの、基本中の基本。これは絶対にやって欲しいことなんだ」
- 🧒「はい……」
- 👨「ただ、リズムを整える努力をしても、なかなか改善しないこともある。その場合、別の重大な問題が潜んでいることがあるんだ」
- 🧒「別の?」
- 👨「今まで、"睡眠"に焦点を当てて、話をしてきましたよね」
- 🧒「はい」
- 🧒「だって、睡眠に問題があるから、ここに来ているわけで──」
- 👨「そうですね。しかし、別の視点から考えることもできるんです」
- 🧒「どういうことです?」
- 👨「つまり、起きられないってことは、心や体が出したSOSだっ

76

て考えることもできるんです」

😊😊「SOS!?」

😊 「そう、心や体が"なんかおかしい""助けてくれ"っていうメッセージが、睡眠のリズムを狂わせているってことです」

😊 「どういうことです？」

😊 「睡眠、っていうピンポイントで考えないで、心身ひっくるめて不調を考えるんです」

😊 「はあ……なんか、よくわからないんですけど」

😊 「はは、ちょっと説明し直しますね」

2　心と体は、いろいろなメッセージを出している

😊 「例えば痛みっていうのは、わかりやすいSOSの１つです。もし、怪我をしたら、傷の部分はどう感じますか？」

😊 「まあ、当たり前に痛いですよね」

😊 「では、痛みを感じなかったら傷口はどうなるでしょう？」

😊 「え？」

😊 「痛みを感じなかったら、怪我をしていることに気づかないから消毒したり薬を塗ることもありません。そのまま傷口からばい菌が入って化膿してしまうと、大変なことになりますよね」

😊 「ええ、そうですねぇ」

😊 「場合によっては、血が止まらなくて、失血死してしまうかもしれません」

😊 「えええ」

😊 「化膿だって、放置していれば命に関わります。つまり、傷の痛みを感じることで、私たちは命を取り留めてるんです」

😊 「ああ、まあ、確かに。でも、痛みを感じないなんてことある

んですか?」

👧「あるんです。遺伝子疾患の1つに、先天性無痛症という病気があるんですが、この病気は痛みを感じることができません。そのため、骨折していることに気づかずに歩き回ってしまったり、胃潰瘍にかかっていることに気づかなかったため、胃に穴が開いて危篤状態になってしまったということが、実際にあったんです」

👦「うわっ」

👧「怖い……」

👧「痛みって、不快な感覚ですが、重要な役割があるってことがわかりますよね」

👦「確かに」

👧「この"痛み"って一口に言いましたが、実際はいろいろなメッセージを伝えているんです」

👦「メッセージ?」

👧「例えば"胃が痛い"と感じます。そうすると、胃炎かもしれないし、胃潰瘍かもしれない。私は小学校のとき、かけっこが嫌いで、"体育の授業に出たくない"からお腹が痛くなっていました。これは心因性の胃痛ですよね。つまり、体だけではなく心もメッセージを出しているのです」

👦「ああ、そう言えば緊張してお腹痛くなったりしますわ、私も」

👧「それから、本人が"胃が痛い"と思っているだけで、実は胆のう炎だったってこともあるんです」

👦「そんな、間違えるもんですか?」

👧「結構あるんです。第一、お母さん自身、胆のうってどこにあるかわかります?」

👦「え? あ……どこだ?」

🧑‍🦱 「胃は満腹になると苦しくなったり、空腹になったら鳴ったりするんで、場所がわかりやすいですよね。でも、胆のうとか肝臓は派手に動かないんで、どこにあるかあまり意識していないはずです。だから、お腹に痛みを感じる＝胃が痛いって思ってしまうんです」

🧑 「ああ、なるほど」

🧑‍🦱 「同じことが、睡眠のトラブルでも言えるんです」

🧑 「そうなんですか?」

🧑‍🦱 「胃が痛いと思っているけど、痛いのは胃じゃないのと同じように、睡眠以外に問題があって、起きられないこともあるんです」

〔図表10　心と体のメッセージ〕

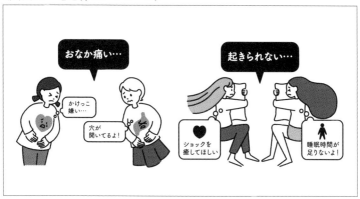

3　出すメッセージで症状が変わる

🧑‍🦱 「つまり、"起きられない"という症状に、体や心からのメッセージが込められているんです」

👧「メッセージ？」

👨「例えば、寝不足や睡眠リズムの乱れが原因になっていることが多いというのは、もうわかっていますよね」

👧「はい」

👨「もし、寝不足によって起きられなくなっているのであれば、それは"もっと寝なきゃ"という体からのメッセージです。これが睡眠リズムの乱れから来るのであれば、"まだ朝じゃない、起きる時間じゃない"と、体が感じているというメッセージになるんです。
このように、同じ"起きられない"でも、メッセージの内容が違うんです」

👧「確かに全然違いますねぇ」

👨「そうなんです。また、特発性過眠症という病気もあるんですが」

👧「過眠症？」

👨「これは、眠っても眠っても昼間眠くて仕方がないという病気なんですが、朝起きられないという症状もあります。そして、この病気の"起きられない"は、先ほどの２つとは全く違うんです」

👧「え？」

👨「この特発性過眠症の場合、起きられないというのは"覚醒機能が故障してます・通常業務がこなせません"というメッセージなんです」

👧「あれ？　もしかしてこれは結構深刻じゃないですか？」

👨「そうです。前の２つの場合は、睡眠時間をちゃんと取る、リズムを整えるといった、生活習慣を改めることで改善できるんですが、特発性過眠症の場合、生活習慣の改善だけでは治療しきれません。薬での治療も必要になってきます」

😀「ああ、そうか。薬が必要なケースもあるから、スマホ我慢しても起きられない可能性があるってことなんですね」

😎「確かにそう言うケースもありますが、これだけじゃないんです」

😀「え？」

😎「今お話したのは、"胃が痛いから胃が悪い"と同じように、睡眠に問題があって起きられなくなっているケースです。でも、それだけじゃないんです。"胃が痛いと思ってたけど、悪いのは胃じゃなかった"と同じように、"睡眠の問題だと思っていたけど、原因は睡眠じゃない"こともあるんです」

4　季節によって睡眠時間が変わる？

😀「睡眠じゃない？」

😎「そうですね……例えば、起きられない季節があるとしたら、何時だと思いますか？」

😀「冬！」

😎「即答ですねぇ。正解です」

😀「でも、それって寒くて布団から出られないだけじゃ……」

😎「いやいや、それだけじゃないんですよ。実は冬は睡眠時間が長くなる傾向があるんです」

😀😎「え!?」

😎「日照時間が短くなる冬は、睡眠時間が長くなるという調査結果もちゃんとあるんですよ」

😀「へえ」

😀「やっぱり、日に当たることって大切なんですね」

😎「それだけではないんです。"心"も睡眠に大きく関わっている

んです」

「心？」

「冬になると酷くなって、春になるとよくなる病気があるんですが、知ってますか？」

「そんな病気があるんですか？」

「冬季うつ──難しい言葉で言うと季節性感情障害という病気があります。これは秋から冬になるとうつ症状が悪化し、春になるとよくなる病気なんです」

「不思議な病気ですね」

「この病気の特徴の１つに、過眠──睡眠時間が長くなると言う症状があるんです。つまり、この病気になると、冬は起きたくても起きられなくなってしまうんですね」

「ってことは、春になると起きられるってことですか？」

「そうです。春になって症状がよくなってくると、過眠も改善されるので起きられるようになってきます」

「へえ、面白い」

「冬季うつは季節と心の問題が重なって起きられなくなる病気ですが、心の問題は睡眠に大きく関わってきます」

「他にもあるんですか？」

「例えば、さっきＭちゃんは、冬は寒くて布団から出られないって言ったよね」

「はい」

「目は覚めているんだけど、起き上がって何かすることができない状態も"朝起きられない"ことになります」

「確かに」

「この、目が覚めているけど起き上がれない状態は、双極性障害──いわゆる躁うつ病の人によく見られるという報告があります」

👦 「そうなんだ」

🧑‍⚕️ 「これ以外でも、心の病気になってしまっている人は、睡眠にもいろいろ問題が出てきます。この場合、睡眠だけを治そうとしても効果がありません。心の病気の治療も必要になってくるんです」

👩 「……睡眠の問題だと思ってるけど、原因は睡眠じゃない」

🧑‍⚕️ 「そう、さっき言ったことは、このことなんです」

👩 「ってことは、うちの子、心の病気になってしまっている可能性もあるってことですか!?」

🧑‍⚕️ 「お母さん……心配なのはわかるんですが、Mちゃんをやたらと重病にしようと思っちゃっていませんか？」

👩 「え？」

🧑‍⚕️ 「心の病気、というほどじゃなくても、睡眠に問題が出ることがあるんです。むしろ、そのほうが多いと思います」

👩 「どういうことです？」

🧑‍⚕️ 「例えば、遠足の前日とかに、興奮して眠れなかったり、緊張して眠れなかった、というような経験はありませんか？」

👩 「ああ、あります」

🧑‍⚕️ 「この逆のこともあるんです」

👩 「逆？」

🧑‍⚕️ 「つまり、病気以前の正常な心の状態が影響して、起きられなくなる、ということもあるんです」

5　癒やされたいというメッセージ

🧑‍⚕️ 「前回来ていただいたときに、睡眠の役割についてお話ししたと思うんですが、覚えていますか？」

- 「えーと……何となく」
- 「もう一度、簡単に説明しますね。睡眠にはレム睡眠とノンレム睡眠の２種類あります」
- 「はい、はい。そこはちゃんと覚えてます」
- 「バッチリです。では、本題に入りますね。この２つの睡眠には、それぞれ大切な役割があります」
- 「はい」
- 「ノンレム睡眠は、脳を休ませます。そしてレム睡眠は、夢を見ることによって頭の中を整理します。この２つの睡眠を繰り返すことによって、脳のメンテナンスを行っているんです」
- 「毎日、ですか」
- 「ええ、毎日です。そして起きられないほど眠ってしまうのは、このメンテナンスに時間がかかっているから、という可能性があるんです」
- 「どういうことです？」
- 「つまり、心が大きなダメージを受けていて"癒やされる"必要があるから、たくさん眠ってしまうんです」
- 「ダメージ？」
- 「例えばストレスだったり、何か大きな悩み事だったり、いろいろなものが考えられますが、共通して言えることは１つ、心が"癒やされたい"というメッセージを出すことによって起きられなくなるんです」
- 「そんなことがあるんですか」
- 「これは、珍しいことではありません。そして、心にある問題を無視して、睡眠の治療だけをしていくと、いくら治療しても結果を出すことはできません」
- 「じゃあ、さっき先生が言っていた睡眠以外の問題って、心の

病気ではなくて、心に抱えている問題ってことなんですか?」

「そう、そういうことなんです。もちろん、心の問題を放置すると、場合によっては心の病気に発展することもあります。難しいのは、心の問題には本人も気づいていないことが多くて、診察のとき表に出にくいんです」

「へぇ」

6　眠り以外でも癒やす

「じゃあ、心の問題が原因になっているとしたら、どうしたらいいんでしょう?」

「うん、まずは何回も言っているけれど、睡眠のリズムを整えること。これは必ずやって欲しいことです」

「はい」

「そして心が癒やしてほしいというサインを出しているのであれば、"眠り以外でも"癒やしてあげるんだ」

「どうやって?」

「心に抱えていることを、表に放り出す」

「え?」

「文章を書くとか、歌を唱うとか、絵を描くとか、何かを表現することが効果的ですね」

「ああ……」

「なるほど」

「そして、私たちも放り出すお手伝いをします」

「?」

「自分で言うのも何ですが、私、名医なんです」

「え?」

🧒 「いや、それは本当。あんたが起きられなくなったとき、必死に探して見つけた先生なんだから。予約待ちが長いって聞いて、覚悟して予約したら、運よく今日診てもらえたんだから」

😊 「そうだったの⁉」

👨 「はははっ……ありがとうございます。予約については、本当に申し訳ないです。まあ、本当に名医かどうかは置いといて、とりあえず、名医と信じてください」

😊 「あ、はい」

👨 「で、Mちゃんには名探偵になって欲しいんです」

😊 「名探偵?」

👨 「そう」

😊 「どういうこと?」

👨 「よく推理物でありますよね。一見すると全然関係ないことがヒントになって事件解決になること」

😊 「ああ、あるある」

👨 「で、先生は名医なので、雑談の中に、Mちゃんの抱えている問題を解決するヒントをちりばめることができるんです」

😊 「本当ですか?」

👨 「あはは。だから、先生がどんなくだらない話をしてても、笑って聞いててね」

😊 「え? もしかして、今の冗談?」

👨 「いえいえ、違いますよ。本当に推理物みたいに、何気ないことが解決のヒントになることが多いんですよ」

😊 「へえ……」

👨 「しかもこっちが説教やアドバイスをするよりも、自分自身で見つけたヒントのほうが、ずっと効果があるんです。ただ、先生は名医ですが超能力者ではないので、Mちゃんの心に響くも

のが何かまではわかりません。なので、いろいろな話を振って
みるしかないんですね」

「はぁ」

「だから、毎回、診察時にする雑談が、くだらない話だと思っ
たら、『あ、名医が頑張ってるなぁ』と思っていただいて結構
です」

「あはは。はい」

「ただもし、Mちゃんの心に引っかかることがあったら、それ
は事件解決のヒントになるものです。名探偵として、心の中に
メモっておいてくださいね」

「はい、わかりました」

「雑談も治療の1つになるって、面白いですねぇ」

「まあ、切った縫ったで治療できるものではないですからね。

〔図表11　2つの癒し〕

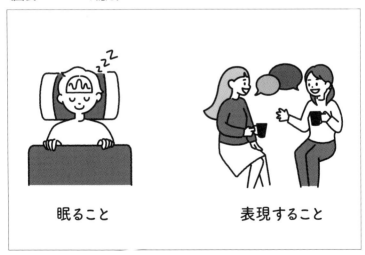

眠ること　　　　　　　表現すること

試行錯誤の繰り返しですし、何より大切なのは、"起きられるようになりたい"という気持ちです」

🧑 「はい」

👨‍⚕️ 「なので、今回も前回も、お母さんのお気持ちに応えることが多かったんですが、次回以降は、もう少しMちゃんとの会話を増やしていきたいと思います」

🧑 「ああ、ごめんなさい。出しゃばり過ぎちゃいました？」

👨‍⚕️ 「いえ、そんなことはありませんよ。お母さんの心配するお気持ちがよくわかってこちらも助かりましたし、お母さんもこれで、こちらの治療方針を理解していただいたんではないかと思います」

🧑 「ああ、そうですね。無駄じゃなかったんですね。ありがとうございます」

7　心の病気と睡眠

睡眠と心の病気の関係

この章の最後に、睡眠と心の病気について、もう少し詳しく解説していこうと思います。

3章でも、起きられなく病気にうつ病や双極性障害があると軽く触れましたが、精神疾患で過眠や起床困難が起こる理由は、実まだよくわかっていません。

ですので、今からここでお話することは、まだ仮説の段階のものも含まれていることをお断りしておきます。

Mちゃんには、「睡眠中は脳のメンテナンスをしている」と説明しましたが、まずはこのことについてもう少し詳しくお話ししましょう。

「寝たら忘れる」

　人は眠ると、まず深いノンレム睡眠に入り、その後、レム睡眠に移ります。

　まず深いノンレム睡眠で、落ち着きや癒やしをもたらす副交感神経が働いて、嫌な感情から生まれる心身の反応（動悸、息苦しさ、イライラなど）がリセットされます。

　続くレム睡眠で記憶の再体験を行い、「嫌な感情を伴う記憶」を「終わったこと・過去の思い出」に変えていくと考えられています。実際、短い仮眠でも、ノンレム睡眠とレム睡眠の両方が取れていたほうが、嫌な記憶が解消されやすかったという研究もあります。

　「寝たら忘れる」という言葉がありますが、その言葉に近い現象であると言えます。２つの睡眠を繰り返すことで、鮮やかすぎて辛いカラーの記憶が、セピア色の思い出に変わっていくのです。

　これは SFSR 仮説と呼ばれています。

(※) SFSR = Sleep for Forget/Sleep for Remember　忘れる睡眠と記憶にする睡眠

たくさん寝る＝自分を守る？

　つまり起きられない人たちの中には、自分の中にある辛い体験や嫌な気分を、睡眠を使って癒やしているケースもあるのではないかとも考えられます。要するに、たくさん寝ることによって、自分を守っているのかもしれないのです。

「身体化」で「起きられない」？

　それからもう１つ、「身体化」というのも、起きられないことに大きく影響していると考えられます。

　身体化というのは、心の中にある葛藤（迷い）を言葉で上手く表

現できなかったり、無理に押さえ込もうとしてしまったとき、それが症状として身体に表れることを言います。

　頭痛や腹痛と言った痛みとして現れるほか、目眩や動悸、息切れ、吐き気、倦怠感など、全身にさまざまな症状が現れます。この身体化された症状の1つに起床困難——「起きられない」も入っているのではないかと、私は見ています。

理性と感情と「起きられない」

　起きられない症状が出る10代は、ちょうど子供から大人へと成長する過渡期であり、思春期と呼ばれる時期に当たります。そしてこの思春期は、心の中に数多くの葛藤を抱える時期でもあるのです。

　心には理性と感情の部分があり、この2つがかけ離れていればいるほど、葛藤が生じます。例えば理性では「親から離れて自立しなくてはいけない」と思っていても、感情では「まだまだ親に甘えたい、頼りたい」といった風に、思春期は相反する気持ちに大きく揺れ動く時期なのです。

　思春期は、この理性と感情のバランスを取ることが大きな課題になります。しかし、真面目な子や自分の気持ちを言葉で上手く表現できない子は、抑え付けた感情（本音）が爆発して身体化を起こします。つまり、行き場のない感情で体の調子を崩してしまうのです。その1つに「起きられない」ことがあります。

　この身体化の症状を改善するためには、お子さんの心の中にある葛藤——嫌な感情を吐き出していく必要があります。本音を上手く表現できるようにさせるのです。

会話をきっかけに

　Mちゃんに、雑談しますよ、と伝えたのは何気ない会話を通して、

上手く吐き出せなかった気持ちを表現したり、理性と感情のバランスをとる「きっかけ」を与えたいと思ったからなのです。

　これは、お子さんに興味のある会話を通して、本音や意見が言えるようになることを目的とした話法で、基本は話を振ったら、あとは聞き役に徹するように心がけます。

　相手の言うことは否定せず、とにかく聞くこと。こちらの考えや意見を押しつけることもしません。もし、質問や意見を求められたら「自分はこう思うけど、どう思う？」という風に、質問で質問を返すように心がけます。そうすると、お子さんは自分とは違う視点に気づくことができ、視野を広げることもできるのです。

じっくり話を聞いてみる

　「質問返し」は上級技としても、この「話の内容を否定したり、意見したりしないでとにかく聞く」ことは、親御さんにも是非やっていただきたいことです。お子さんの本音をうかがい知ることもできますし、親御さん自身の「気づき」にもつながります。そして何よりも、親子関係がよくなります。

　問題のそのものズバリを聞くのではなく、お子さんの好きなこと、興味のあることについて、是非じっくりとお話を聞いてあげてください。

　そして、ふとした瞬間に、お子さんが嫌だと感じていること、腹の立つこと、愚痴や泣き言などのネガティブな感情が言葉になって吐き出されたら、ぜひチャンスだと思ってください。

　心配になって、励まそうとしたり、諭そうとしたくなりますが、そこはぐっとこらえて、しっかりお子さんの言い分を聞いてあげましょう。そうすることで、彼らは自分自身の嫌な感情をしっかり吐き出せて、スッキリした脳で自分の考えをもう一度整理できるのです。

「眠り」以外で癒やすこと

　お気づきになったでしょうか？

　眠っている間にノンレム睡眠とレム睡眠から得られる「癒やし」の作用は、起きているときのコミュニケーションから得ることもできるのです。

　それが、「眠り以外で心を癒やす」ということです。
睡眠の話のはずが、気がついたらコミュニケーションの話になって、驚かれたでしょうか？

　朝起きられなくなっているお子さんは、少なからず心にダメージを負っています。心が疲れて起きられなくなっている場合もあれば、起きられなくなったことで悩んだり自分を責めたりしている場合も少なくありません。

　朝起きられなくなったお子さんをケアする場合には、心のダメージへのケアも不可欠です。

　近くにいる大人の方にも、ぜひご協力いただけたら嬉しいです。

※「身体化」という言葉について

　「起きられない」原因の１つとして「身体化」を上げましたが、実はこの「身体化」という言葉、少し古い表現なのです。

　もともとは正式な医学用語で、「身体化障害」という病名にも使われていました。しかし、４章にも出てきたDSM-5から「身体化障害」は「身体症状症」という名称に変わり、「身体化」という言葉は、あまり使われなくなりました。

　しかし、"心の葛藤やストレスが原因になって、体に症状が出ることがある"という意味での「身体化」という考え方は、とても大事であると、私は思っています。

　そのため、今回はあえてこの「身体化」という言葉を使いました。

第 6 章

"起きやすくなる" コツ

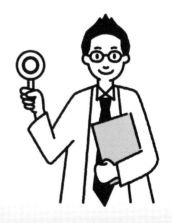

1 何時に起きたい?

😊 「ではここで、起きられるようになるためのポイントをまとめてみましょうか」

😊 「本当ですか？　ありがとうございます」

😊 「助かります」

😊 「最初にやって欲しいことは、起きる時間と寝る時間を決めること」

😊 「時間を決める？」

😊 「これは結構、大切なことなんですね。Mちゃんはいつも何時に起きて何時に寝てる？」

😊 「えーと……学校行くときは6時起きだけど、寝るのは——」

😊 「今は学校にはどれくらい行けているの？」

😊 「え？　ええと……週の半分ぐらい……です」

😊 「じゃあ、学校に行かない残りの半分は何時に起きられてる？」

😊 「えっ？　あ、よくわからないです。気がつけばお昼だったり」

😊 「つまり、毎日、起きる時間はバラバラだということだね」

😊 「はい」

😊 「寝る時間もそう？」

😊 「はい。学校に行けないときは、気がついたら寝ちゃったり、全然眠れなかったり……」

😊 「つまり、毎日何時間寝てるか、よくわかっていないってことだね」

😊 「確かに。言われてみればそうですね」

😊 「だからこそ、何時に寝て、何時に起きるかっていうのを決めておくというのは大切なんだ」

🐷 「はい」

👓 「Mちゃんは何時に起きて何時に寝るようにしたい？」

🐷 「ええっと、学校に行くには6時に起きたいし、日付が変わる前に寝たいから夜は11時ぐらいかな」

👩 「そんなんで、大丈夫なの？　いつも1時とか2時まで起きてるみたいだし」

👓 「まあ、お母さん、ちょっと待ってください。これはMちゃんが自分で決めることが大切なんです」

👩 「あ、はい。すみません」

👓 「じゃあ、Mちゃんの目標は、夜は11時に寝て、朝は6時に起きることだね」

🐷 「はい」

2　必要な睡眠時間を知ろう

👓 「では、目標を決めたところで、その目標が必要な睡眠時間に足りてるかどうか確かめてみよう」

🐷 「足りるようにしてみたんですけど……」

👓 「あはは。では、Mちゃんは必要な睡眠時間ってどれくらいだと思ってる？」

🐷 「はい、7時間から8時間ですよね」

👓 「それは大人の睡眠時間ですね。Mちゃんの年代の睡眠時間はもっと多いんだよ」

👩 「あ、それ、前回もお話してましたよね」

👓 「おや、お母さんは覚えてましたか」

👩 「睡眠不足は栄養失調と同じって、結構インパクトある話でしたもの」

👧「あはは、そうでしたか。そうです、私たちは睡眠不足が当たり前になっているせいで、必要な睡眠時間を少なく思っているんですね」

🧑「はい」

👧「そして睡眠時間が足りないと、起きたい時間に起きるのが大変になります」

🧑「確かに、寝るのが遅くなると、次の日の朝、起きるの大変になりますねえ」

👧「それは、起きる時間になっても深いノンレム睡眠になっているから、起きられなくなるんです。睡眠時間が足りているときは、起きる時間になると浅いノンレム睡眠やレム睡眠が増えてくるので、スムーズに起きることができるんですが、睡眠時間が足りないときは浅い眠りにならないまま、起きる時間になってしまうんです」

🧑「なるほど」

👧「で、話を戻しますと、10代と大人では必要な睡眠時間は違ってきます」

🧑👧「はい」

👧「中高生だと、必要な睡眠時間は8時間から10時間なんです。大人は7時間から9時間なので、10代はそれより1時間多く寝る必要があるということです」

🧑「あ、私の目標だとギリギリ足りない」

👧「ですね。この睡眠時間の基準は米国睡眠財団のもので、睡眠の専門家だけでなく、解剖学や生理学、小児科や婦人科など、各界の専門家が集まってつくられた、科学的に根拠のある数字なんです」

🧑「へえ、そうなんですね」

👓 「毎日、必要な睡眠時間をきっちり取ると言うことが大切なんです。何故なら栄養不足と同じように、睡眠不足も体のいろいろなところに影響が出てしまうからなんです」

👧👦「ええ !?」

👓 「例えば寝不足になると、血圧や脈拍が上がったり、血糖値も上昇したりします。胃腸の動きが悪くなったり、食欲が増進したりするので、体重も増えます」

👧 「そう言えば寝不足でも太るって聞いたことある」

👦 「本当に？」

👓 「あと、頭の働きが鈍るので、知能が下がります。これは学生さんにとって見逃せない問題ですね」

👧 「確かに」

👓 「さらに怖いことに、免疫力が低下したり、認知症になりやすくなったり、寿命が縮んだりします」

👧 「恐ろしい……」

👓 「だから起きられないということは、睡眠不足にならないように体が頑張っているという可能性もあるんです」

👦 「"起きられないこと"が問題ではなくて、どうして"起きられないか"が問題、なんですね」

👓 「そうです。その通りです。そのどうして起きられないかを解決するためには、1つは睡眠のリズムを整えること、もう1つは寝不足を解決することなんです。そのためには、必要な睡眠時間を知っておくことは、とても大切なんです」

3　寝だめは意味がない

👦 「でも、毎日きっかり8時間以上寝るのは大変そう」

👩 「とはいっても、寝だめもよくないんですよね」

🧑‍⚕️ 「お母さん、すごいですね。前回お話したこと、ちゃんと覚えてくれてたんですね」

👩 「ほほほほ」

🧑‍⚕️ 「そう、休みのときに寝だめしようとしても意味はありません。理由は2つあります。

1つは、寝不足を解消するには、2〜3週間はかかります。つまり週末の2、3日程度じゃ、睡眠不足から回復することは無理なんです」

👩 「はい」

🧑‍⚕️ 「そしてもう1つ、週末にいっぱい寝ると、体内時計が狂ってしまい、平日の朝起きるのが大変になってしまうんです」

👩 「確か時差ぼけと同じようになるでしたっけ?」

🧑‍⚕️ 「そう、その通りです。よく覚えてくれてましたね」

👩 「いや、私、ずっと週末は寝だめしてて、月曜がだるいのは年で疲れが抜けないからだと思ってたんですよ。でも、先生の話を聞いて、年のせいじゃなくて時差ぼけみたいなものなんだってわかって、安心したんです」

🧑‍⚕️ 「あはは。お母さんも寝だめ派だったんですね」

👩 「平日はなかなか寝る暇がないんで……」

🧑‍⚕️ 「お母さんのように、平日、ちゃんと起きられる人でも、寝だめは体内時計を狂わせます。ある研究によると、週の半ばまで、眠気や疲労感が続くことがわかっています」

👩 「うわ、そんなに……」

🧑‍⚕️ 「だから、毎日、必要な睡眠時間を取ることが大切なんです」

👩 「となると、私の目標は……」

🧑‍⚕️ 「寝る時間と起きる時間を決めるときは、まず、何時に起きた

いかというのを決めて、そこから睡眠時間を引いて寝る時間を
決めるとよいんだ」

「はい」

「睡眠時間は、基本は8時間。たくさん寝る傾向にあるなら9
時間から10時間」

「8時間……10時に寝るのはちょっとキツいなぁ」

「Mちゃんの年代では、睡眠時間が7時間切ると脳が正常に働
かなくなるし、横になってすぐ眠るのも難しいと思うから、寝
る時間から起きる時間までは、最低でも8時間で考えて欲しい」

「はい……そうすると、朝、急いで支度すれば6時半に起きて
も間に合いそうだから、6時半に起きて、10時半に寝るのを
目標にしてみます」

「本当にそれできるの？」

「まあ、お母さん、まずはやってみることが大切なんです」

「はあ」

「ダメだったら、また、どうするか考えればいいんです。とり
あえず、やってみて、難しかったら、どうしたらいいかを相談
しましょう」

「はい」

4　朝起きたら、太陽の光を浴びよう

「では、次に朝起きたらやって欲しいこと。それは、太陽の光
を浴びることです」

「はい」

「これは、目標の時間に起きられなくても、目が覚めたら、必
ずやってくださいね」

😊 「これはお昼頃になってしまってもよいのですよね」

🤓 「そうです。極端な話、太陽が出ている時間であれば効果があることがわかっています」

😊 「へえ、そうなんですね」

🤓 「今、Mちゃんの体内時計はゆっくり回っている状態です。起床時間を決めて早起きしようとすることと、太陽の光を浴びることは、体内時計を早回しするのに効果的なんです」

😊 「そうなんですね」

🤓 「その太陽の光って、どれくらいの時間、浴びればいいんですか?」

🤓 「どれくらいかあ……先生の理想を言ってもいい?」

😊 「はい?」

🤓 「1時間」

😊 「え?」

🤓 「無理無理」

🤓 「はは……あくまでも理想です。1時間日光浴する時間をつくるために、睡眠時間削られたら本末転倒ですしね」

😊 「確かに」

🤓 「1分でもいいですし、最悪5秒でもいい。窓を開けて顔を外に出すだけだっていいんです。毎日、起きたら太陽の光を浴びること。まずはこのことを習慣にして欲しいんです」

😊 「ああ、それならできそうです」

😊 「そう言えば、友人に、光の出る時計とかがネットに売っているから、それ使えばと言われたんですが……」

🤓 「ああ、ありますね。光療法用のパネルなんかもネット通販で売ってますね」

😊 「それってどうなんです」

😎 「んー、悪くはないけれど、あんまりおすすめはしないです。やっぱり人工の光は、太陽と比べて照度——パワーが劣ります。お母さん、この間スマホにアプリ入れて確認しましたよね」

🧑 「ああ、そうだ！　明るい室内より、曇り空のほうが断然高い数字はじき出してました!!」

😎 「そうなんです。それに、お日様の光はタダで使えます。商品代も電気代もかかりません」

🧑 「なるほど。太陽の光のほうが、コスパがいいってことですね」

😎 「その通り」

🧑 「とにかく毎日やることなんですよね」

😎 「そうです。起きられるようにするには、まずは習慣づくりです。起きたら、短い時間でも窓から顔出してお日様の光浴びること。もし、ここで力尽きて二度寝しても先生は怒りません。むしろ褒めます」

🧒 「あはは」

😎 「お母さんは気が気じゃないと思いますけどね」

🧑 「ま、まあ、そうですね」

😎 「少しずつ、焦らないで、できることからやっていきましょう」

🧒 「はい」

5　睡眠日記をつけよう

😎 「ついでに、もう1つミッションを与えてもよいかな？」

🧒 「え？」

😎 「そんなに難しいことじゃないですよ。睡眠日記をつけて欲しいんです」

🧒 「睡眠日記？」

😎 「毎日、何時に起きて何時に寝たかっていう記録をつけて欲しいんだ」

😊 「記録ですか……」

😎 「Mちゃんは、学校行けないときはどれくらい寝てるかわからないって言ってたよね」

😊 「はい」

😎 「睡眠日記をつけると、毎日どれくらい寝ているのかわかるようになるんだ。
例えば、学校に行けている日とそうでない日は、どれくらい睡眠時間に差があるかわかるようになる」

😊 「はい」

😎 「それから、先生がMちゃんにして欲しいこと、いろいろ言ったよね」

😊 「起きたら日の光を浴びるとか──」

😎 「そう。夜はスマホを控えにするとか、寝不足にならないよう、寝る時間と起きる時間を決めるとか」

😊 「はい」

😎 「それをやったときとやらなかったとき、続けたときと続けられなかったときで、睡眠がどう変わるか、わかるようになるんだ」

😊 「そうすると、何がダメで何が効果があるのかがわかってくるんですね」

😎 「そう。ちゃんと起きられるようになるまでは、どうやったって時間がかかる。
記録をつけることで、治療の効果がわかってくるから、モチベーションの維持にもつながるんだ」

😊 「そうなんですね」

102

👓「レコーディングダイエットと同じ理屈だね」

👧「レコーディングダイエット?」

👓「カロリーを記録するダイエットなんだけど――」

👧「何? 記録するだけで痩せるんですか!?」

👓「え?」

👧「まさか、そんなうまい話はないですよ」

👓「あはは、ですよね」

👧「レコーディングダイエットとは、毎日摂取カロリーと消費カロリー、体重を記録するものです。そうすることで、ダイエットの経過と効果を目で確かめられるんです」

👓「へえ」

👧「例えば、運動したからいっぱい食べても大丈夫って考える人は多いんですけど、いざ、記録してみると、運動で消費したカロリーよりも摂取したカロリーのほうが多かったってことがわかったります」

👓「なるほど」

👧「逆に、カロリーのバランスが取れて、体重がどんどん減ってくると、ダイエットが面白くなってくるんです」

👓「へえ」

👧「それと同じことを、睡眠日記でやってほしいんです」

6　スマホを味方につけよう

👓「その睡眠日記って、どうつけるんですか」

👧「一応、こういう専用の用紙があって、それに記入するんだ」

👓「うわ……」

👧「どうしたの?」

👦 「なんか、夏休みやテスト前に勉強時間を記入するのと似てるなぁと思って」

👧 「そんなのやるんだ」

👦 「中学のとき、そういうのに記入して学校に提出しなきゃいけなかったんです」

🧑 「それにあんまりよい思い出がないみたいだね」

👧 「はい……結構、面倒くさくて」

🧑 「そしたら、アプリを使ってみるのはどうだろう？」

👧 「アプリですか？」

🧑 「睡眠アプリっていうのがあるんだ。これを使うと、簡単に睡眠の記録を取ることができる」

👧 「そうなんですか」

🧑 「無料のアプリがいろいろあるんだけど、寝る時間と起きる時間、睡眠時間を記録できるんだ。この睡眠アプリをスマホに入れてほしいんだ」

👧 「はい」

🧑 「アプリによって細かい使い方は違うけど、基本は、毎日布団に入ったら立ち上げて、起きたら操作して睡眠時間を記録するというものなんだ」

👧 「でも先生、夜のスマホはダメだって言ってませんでした？」

👧 「眠れなくなっちゃうんですよね？」

🧑 「確かに。でも使いすぎはよくないけど、使えるものはどんどん使っていったほうがいいとも思ってるんだ。スマホは便利でしょ」

👧 「はい」

🧑 「例えば、ずーっとスマホでゲームとかチャットしてて、夜眠れなくなったなんていうのは論外。スマホ取り上げて、噛みつ

〔図表12　睡眠日記の使い方〕

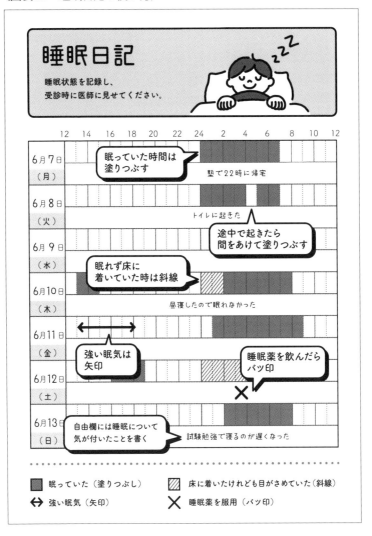

いて、頭突きして、たたき割りたくなるぐらいの愚行です」

👦「あはは」

👨「でも、睡眠アプリで記録つけたり、眠くなる音楽流すとかは、むしろどんどんやってほしい」

👦「はい」

👨「なんとかとハサミは使いようってことわざがあるけど、まさにスマホは使い方次第で、Mちゃんの強い味方になるんだ」

👦「わかりました。絶対スマホはダメなんだってわけじゃないの、安心しました」

👨「そうなんだ。それから、この睡眠日記も、お日様の光を浴びるのと同じように、内容なんてどうでもよいからとにかく続けて欲しい」

👦「どうでもいいって……?」

👨「例え夜中の2時に寝て、昼間の3時に起きても、ちゃんと記録してあれば、絶対に怒りません。むしろ褒めます」

👦「あはは、わかりました」

👨「とにかく、記録を続けることが一番重要なんだ。睡眠日記の用紙も一応、渡しておくけど、アプリのほうが使いやすかったら、そっちを使ってください。ちゃんと記録してくれれば、どちらでも大丈夫」

👦「はい」

7　目覚まし時計は2つ

👨「ところで、Mちゃん、目覚まし時計は使ってます?」

👦「はい」

👨「私が誕生日プレゼントにあげたヤツね」

106

👧「ははは。ここに来るまでのお母さんの苦労がうかがえますね」

👩「あらやだ、そんなつもりじゃ」

👧「この目覚まし時計も、上手に使って欲しいんです」

👧👩「上手に？」

👧「目覚ましはいつもどうやって使ってますか？」

👩「どうって、朝6時頃にセットして、しばらく鳴らしてますねぇ」

👧「起きられないときは、そのままかな」

👩「はい。起きようと思って止めて、結局そのまま昼ぐらいまで寝ちゃいます」

👧「そうしたら、だんだん早く起きられるようになる目覚まし時計の使い方を教えますね」

👩「はい」

👧「まず、目覚まし時計は2つ用意して欲しいんです」

👩「2つですか？」

👧「で、1つ目は、起きる目標時間にセットする」

👩「2つ目は？」

👧「2つ目はバックアップ。プランBの時間ですね」

👩「なんか格好いい言い方」

👧「何ですか？　プランBって」

👧「Mちゃんが目標とした時間、朝6時半をプランA、一番望ましい時間とします」

👩「はい」

👧「でも、昼まで寝ていることが多い状態で、朝早く起きるのは、なかなか大変だよね」

👩「はい、そうです」

👧「でも、だらだらと昼間まで寝ているのもよくない」

👩「はい、そう思います」

😎 「そこで、プランBの出番。プランAより起きられそうな時間に、もう1つ目覚ましを掛けるんだ」

🙂 「起きられそうな時間……？」

😎 「睡眠日記をつけ始めれば、だいたい何時に起きているかわかってくる。その時間より1時間ぐらい早い時間に目覚ましをかける。こうすれば、何時までもだらだら眠ってしまうことを防ぐことができるんだ」

🙂 「二段構えの作戦なんですね」

😎 「そうです。そして、起きたらお日様の光を浴びる。こうやって、まず、目覚ましが鳴ったら起きられるように、体を慣らしてい

〔図表13　早起きをつくる技術〕

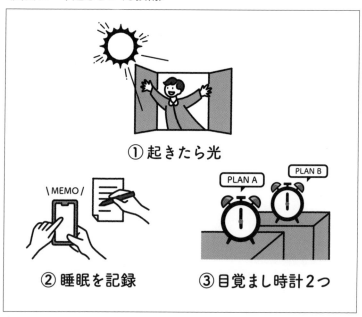

① 起きたら光

② 睡眠を記録

③ 目覚まし時計2つ

　　くんです」

😊 「はい」

😎 「プランBの時間は、起きられるようになったら少しずつ早く
　　していって、最終的には、目標時間──プランAの時間に起き
　　られるようになるのが目標です」

😊 「プランBで起きる練習をしていくってことですね」

😎 「そうか……今年も誕生日プレゼントは目覚まし時計ね」

😊 「え!?」

8　くすりを使うなら

😎 「しかし、起きるようになるまでには、いろいろやらなきゃい
　　けないことがあるんですねぇ。睡眠薬みたいに、なんか、楽に
　　すっきり起きられる薬なんてないんですかねぇ」

😎 「楽にすっきりとまでは行きませんが、起きる助けになる薬は
　　ありますよ」

😎 「本当ですか?」

😎 「さっき、お話したメラトニンがそうです。残念なことに、M
　　ちゃんは保険適用外ですが」

😎 「ああそうだった……海外からアプリを取り寄せるしかないん
　　ですよね。取り寄せてみようかな?」

😎 「大人ならそれもいいかもしれませんが、お子さんに海外のサ
　　プリを使うのには注意が必要ですよ」

😎 「そうなんですか」

😎 「お子さんの適正量は 1 〜 3 ㎎なんですが、海外のサプリには
　　メラトニンが 3 ㎎以上、中には 5 ㎎とか 10㎎も入っているも
　　のもあって、強すぎてしまうんです」

🧑 「量が多いのはちょっと怖いですね」

😊 「その代わり、メラトニンの真似をする薬なら処方することができます」

🧑 「メラトニンの真似？」

😊 「難しい言葉で言うと、メラトニン受容体作動薬というんですが、メラトニンと同じ働きができる薬です」

🧑 「そんな薬があるんですか」

😊 「ラメルテオンという薬がよく使われていますが、起きたい時間の12時間前に飲んでもらうようにしています。飲んでから3時間くらいで眠たくなって、12時間後に起きやすくなります」

🧑 「ほう」

😊 「ただ、薬ですので副作用もありますし、強く効き過ぎると逆に眠気が残ってしまって起きにくくなることもあります」

🧑 「そうなんですか」

😊 「もう1つ、アリピプラゾールという薬を使う治療もあるのですが、これは睡眠を浅くして朝起きやすくするというものです。非常に効果がある方もおられますが、厳密には保険適応外ですし、個人的には、10代のお子さんには、今の段階では十分慎重に判断するのが適切と考えています」

🧑 「薬だけでしっかり寝てすっきり起きるってわけにはいかないんですね」

😊 「そうなんです。Mちゃんも希望されるならラメルテオンを処方しますが、あくまでも補助的なものだと考えてください。飲んだら絶対眠れる、絶対に起きられるという薬ではないんですね、残念なことに」

🧑 「なかなか簡単にはいかないんですね」

9　あわてず、あせらず、あきらめず

- 「Mちゃんにも、お母さんにもわかっていただきたいことがあるんですが、朝起きられないことを治すのは、熱が出たとか、頭が痛いとか、指を切ったとかを治すのとは違います。むしろダイエットに近いものです」
- 「ダイエット？」
- 「順調にいくときもあれば、リバウンドしてしまうときもあるし、何をやっても結果が出ない停滞期になることもあります。だから、上手くいかなくても、あきらめないでほしいんです」
- 「あきらめない？」
- 「結果が出ないときもそうですし、言われたことができなくてもあきらめないで、ぼちぼちでいいので続けてほしいんです」
- 「はい」
- 「起きられるようになるまでは、とにかく時間がかかります。今、Mちゃんにやってもらっていることは、起きられるようになる習慣づくりと、起きにくくさせている原因探しです。習慣が身につくのも時間がかかりますし、原因やその対処法に辿り着くまでどれくらいかかるかわかりません」
- 「気の長い話になるんですね」
- 「あわてず、あせらず、あきらめず、です」
- 「でも――」
- 「そう、高校生なら留年の心配がありますよね」
- 「はい、そうなんです」
- 「それは学校との話し合いになると思いますが、診断書を書くことはできます」

111

👦 「診断書?」

👨 「時間療法や行動療法をして、朝起きられるように努力しているものの、今のところ朝早い授業に間に合わせるのは難しい状態であることを、診断書で伝えることはできます。そうすると、学校側でも"登校したいけれど登校できない状態"であることが確認できるので、最大限の配慮をしてくれるはずです」

👦 「そうなんですね。ちょっと学校に確認してみます」

👨 「そうですね、そうしたほうがよいと思います。それからMちゃん」

👧 「はい」

👨 「今言ったこと、全部できなくても大丈夫だから」

👧 「そうなんですか?」

👨 「確かに全部やってくれるのが理想。でも、できないことにも意味はある。なので、できたこと、できないこと、簡単なこと、難しいことが何なのか、先生に報告しに来てください」

👧 「あ、はい。できていなくても大丈夫なんですか」

👨 「成績をつけるわけじゃなくて、どの方法が今のMちゃんに合っているかの確認だから。できないことも、そこに解決すべき問題があるかもしれないので、先生にとっては大切な情報なんです」

👧 「そうなんですね」

👨 「もちろん、言ったことができていたら、それはとても嬉しいことなので、たくさん褒めさせてください」

👧 「はい、わかりました」

👨 「繰り返しますが、あわてず、あせらず、あきらめず、です。苦しくなったら、この3つの言葉を呪文のように繰り返してみてくださいね」

👧 「はい」

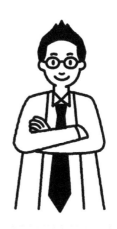

第7章

なかなか結果が
出ないときは

睡眠日記を中心に睡眠リズムを整えることで、Mちゃんは無事、1学期を乗り越えることができました。

　今日は2学期になって初めての診察日です。

1　早寝早起きは健康に悪い?

😎 「さてMちゃん、2学期になったけど、調子はどうだい?」

😊 「最近ダメです」

😎 「ダメって?」

😊 「だるくて……」

😊 「夏休み前は、結構頑張れたって思うんですけど、2学期に入ってからは、暑いせいか、だるくて起きられないんです」

😎 「なるほどね。早起きはMちゃんの体にかなり負担になってるようだね」

😊 「負担、ですか?」

😎 「10代にとって、早寝早起きは体によくないからね」

😊 「え?」

😊 「早寝早起きって健康の元じゃないんですか?」

😎 「それは小さいお子さんとお年寄りだけですね」

😊😊「ええ!?」

😎 「何度も言ってると思いますが、10代は遅寝遅起きになるようになっているんです。体に合わない早寝早起きを無理に続けたせいで、体調崩すケースも珍しくないんです」

😊 「それって……」

😎 「若い人に限って言えば、早起きは三文の得どころか、早起きは万病の元だとさえ言えるんです」

😊 「万病の元って、大袈裟な」

😎 「いや、そうでもないんですよ。無理して早起きすることで、慢性的な睡眠不足に陥ります。睡眠不足がいろいろな病気を引き起こすというお話を以前したかと思うんですが」

🙂 「寝不足は太るってヤツね」

😎 「まあ、それもありますが、もっといろいろありましたよね」

🙂 「あったような気が……」

😎 「ははは……血圧や胃腸の不調、また免疫力が下がるなんてことをお話したんですが」

🙂 「そうでした、そうでした」

😎 「Mちゃんくらいの年齢は、どんどん遅寝遅起きになるようになってるんですね。まだまだ起きる時間は遅くなります。女性の場合は19.5歳、男性の場合は21歳ぐらいが遅寝遅起きのピークなんですよ」

〔図表14　若者の早起き、実は不健康〕

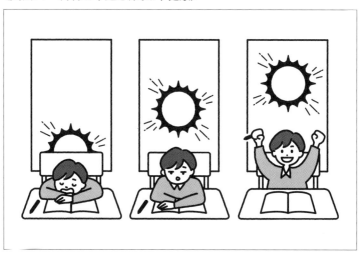

👧 「え？　成人するぐらいまではどんどん起きるのが遅くなるってことなんですか？」

👨 「そうなんです。だからアメリカの小児科学会では、学校の始業時間は朝8時半以降が望ましいという声明を出しているくらいなんです」

👧 「へええ」

👧 「うらやましい」

👨 「朝学習とか朝練とか、日本の学校は朝早く登校して何かさせることが好きなんですが、10代にとってはよくない。健康に悪いことをさせているわけです」

👧 「そうなんですね」

👨 「残念なことに、睡眠時間と同じように、そのことを理解している人は少ないんです。だから、10代の子はすごく無理して学校に行っているとも言えるんですよ」

👧 「あはは。なんかよくわかります」

2　起きたい時間と起きなきゃいけない時間

👨 「10代の子たちは体が起きたい時間と、起きなきゃいけない時間がズレている。それは、みんな同じです」

👧 「はい」

👨 「そのズレをなんとかあわせている子も多いけれど、Mちゃんみたいに、なかなかズレを修正できない子もたくさんいます。だから自分だけがちゃんとできないって思うことはないよ」

👧 「そうなんですか？」

👨 「Mちゃんは真面目だから」

👧 「いえ、そんなことないです」

👨‍🦳 「いや、真面目で頑張り屋さんですよ。頑張ってる姿が、この睡眠日記から伝わってきます」

🧒 「そうですか？」

👩 「あんまり頑張ってるようには見えないけど」

👨‍🦳 「お母さん、そこは毎日頑張ってるよーって、褒めてあげてください」

👩 「あら、やだ。失礼しました」

👨‍🦳 「だから、起きられないってことが余計に辛いのかもしれないですね」

🧒 「……はい」

👨‍🦳 「これはばっかりは、体質だからねえ。簡単にズレを戻せる子もいれば、戻せない子もいる。Mちゃんは、ズレを戻しにくい体質なのかもしれない。だから、起きられないからって自分を責めることはないんだよ」

🧒 「体質？」

👨‍🦳 「得意不得意とも言えるかな。絵を描くのは得意だけど歌は苦手だとか、走るのは得意だけど泳ぐのは苦手って、人によって得意な物や苦手な物は違うでしょ」

🧒 「はい」

👨‍🦳 「Mちゃんは、起きる時間のズレを直すのが苦手なタイプ。ただ、歌も泳ぎも練習次第で上達するように、起きる時間のズレの直し方も練習次第で上達できる。それを今やっているところなんだ」

🧒 「はい」

👨‍🦳 「あとは、どこまで頑張るかを、そろそろ考えないといけないかもしれないね」

🧒 「どういうことです？」

🙂 「さっきも言ったけど、Mちゃんは真面目で頑張り屋さんだから、ズレを直そうと一生懸命頑張ってくれてる。でも、頑張りすぎて、力尽きちゃったり、他のことをする余力がなくなるのもよくないと思うんだ」

3　本当にやりたいことができるように

🙂 「例えば、歌が上手くなりたくて一生懸命練習するのは、歌を唱うのが好きだからだと思うんだ」

🙂 「はい」

🙂 「じゃあ、Mちゃんは"朝起きること"は好きかな？」

🙂 「え？　そんなこと考えてみたことなかった……」

🙂 「朝起きるとき、"やったー！　朝だー‼"って起きる？　それとも"起きなきゃ、でもできればもうちょっと寝てたい"って思う？」

🙂 「それは、やっぱり、もうちょっと寝てたい、です」

🙂 「ってことは、起きるのはあまり好きなじゃないってことだ」

🙂 「確かに」

🙂 「好きなことを頑張るより、好きじゃないことを頑張るほうがストレスも多い。心身にかかる負担が大きくなって、今みたいに"だるくて起きられない"ってことになってしまう可能性もある」

🙂 「起きられないの、夏バテだと思っていました」

🙂 「エネルギーがあり余ってたら、夏バテにも負けることないけど、"きちんと睡眠リズムつくらなきゃ""朝、ちゃんと起きなきゃ"って真面目に頑張りすぎて力を使い果たしちゃって、夏バテがひどくなった可能性もあるよね」

😊 「そっか……」

😎 「最初に診察したとき、先生が "どうしても早起きしなきゃだめかな" っていうようなことを聞いたと思うんだけど、覚えてる?」

😊 「はい、覚えてます」

😎 「それは、Mちゃんが一番やりたいことは、早起きしないとできないことなのか、遅く起きてもできることなのか考えて欲しかったんだ」

😊 「遅く起きてもできること?」

😎 「あのときは友達と一緒に卒業したいって言ったよね」

😊 「はい」

😎 「同じ学校で是が非でもというんであれば、早起きを頑張るのもよいと思うけれど、留年しないで、同じ時期に卒業したいっていうんであれば、学校が違ってもよいわけだ」

😊 「あ、確かに」

😎 「だったら、遅起きの子でも通いやすい高校に転校するっていう方法もあるんだよ」

😊 「え?」

😊 「そんな高校あるんですか!?」

😎 「例えば定時制の昼コースだったら、始業時間が10時とか、午後からってところもあります」

😊 「定時制って、夜だけだと思ってました……」

😎 「そんなことないですよ。今は学校に行くのが大変な子の受け皿にもなってるんですよ」

😊 「へぇ」

😎 「あとは、通信制高校というのもあります。今はサポート校というのがたくさんあって "通信制" とついてますが、毎日サポー

ト校に登校して勉強する子たちもたくさんいます」

🧒「そんなところもあるんですか」

🧑「サポート校も全日制高校に比べて始業時間が遅いところが多いから、朝起きられない子たちがたくさん通ってます。一昔前なら、起きられなくて学校を辞めなきゃいけなかった子でも、高校卒業できるようになってるんですよ」

🧒「ほう、時代は変わったんですねぇ」

🧑「起きたい時間と起きなきゃいけない時間が近ければ、それだけ負担も少なくなります。その分、本当にやりたいことに時間も力も使えるようになるわけですね」

4　無理する必要はない

🧒「本当にやりたいこと……」

🧑「日本人は同調圧力というか、"一緒である"ということを求める力が強いと思います。そして10代の子は、"友達と一緒である"ことに安心するのも事実です。でもね」

🧒「はい」

🧑「別にみんなで同じことをする必要はないんですよ」

🧒「え？」

🧑「そもそも"早く起きられるように"するのは、Mちゃんが遅く起きることを辛く感じてるからであって、他でもない自分のためです。朝ちゃんと起きて、みんなと一緒にちゃんと学校に行く、この"ちゃんと"がストレスになって、余計に辛くなるんであれば、その"ちゃんと"を切り捨てちゃってもよい」

🧒「ええっ!?」

🧒「どういうこと？」

- 「"ちゃんと"を全部切り捨てろと言っているわけではなくて、ある程度"いい加減"でもよいってことです」
- 「ああ、はい」
- 「よかった、そういうことなんですね」
- 「つまり頑張りすぎない、無理をする必要はないということです。そのためには、"朝起きられないのはダメなんだ"って絶対に思わないこと」
- 「え……？」
- 「さっきも言ったけど、遅寝遅起きになるのは10代の子、みんなそうなんだ。それを時間どおりに起きられるよう、上手く調整できるかどうかは個人差。足が速いとか遅いとかの違いと同じようなもんだって考えればいい」
- 「そんなもんなんですか？」
- 「そんなもんです。逆上がりができる・できないと同じようなものです。個性の1つと言ってもいい」
- 「はあ……」
- 「そう考えると少し気が楽になるかな？」
- 「はい、まあ確かに……」
- 「そして遅寝遅起きの個人差も、期間限定です。年を取るにつれてなくなってきます。先生やお母さんぐらいの年齢になると、したくてもできなくなりますから」
- 「それ、毎回言われるたびに何か傷つきますわ」
- 「あはは。すみません」
- 「まあとにかく、歯を食いしばるぐらい頑張る必要はない、ということです。無理ない程度に、そこそこ頑張る、でいいんです。せっかく治療に通ってきていただいている人に、これを言ったら元も子もないかもしれませんが、遅寝遅起きでも人生何と

かなります」

👦 「先生、そんなこと堂々と言うと、商売あがったりになりますよ」

👨 「あはは。確かに。でも大切なのは、Mちゃんの辛い状態を解決することです」

👦 「はい」

👨 「つまり、起きようと頑張りすぎて、もっと辛くなってもいけないということです」

👦 「うーん、言いたいことはわかるんですが、どこまで頑張ってよいのか、迷いますねぇ」

👨 「はは。あまりにも頑張りすぎてたら、ちょっとサボろうかと声かけますから安心してください。今もちょっと頑張りすぎて、体に疲れが出てきてるようですから、サボれる部分はサボってみましょうか」

👦 「はい」

👩 「子供にサボれって言う先生、初めて見ましたわ」

👨 「あははは。褒め言葉だと受け取らせていただきます」

〔図表15 ″ちゃんと″できなくても、大丈夫〕

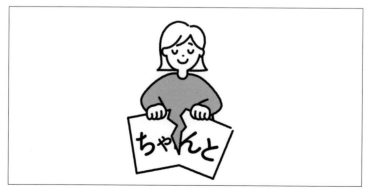

5　朝起きられない子を支えるために

　この章では「頑張りすぎはよくない」ということをお話ししました。そのためには、「ほどよく頑張れる」環境をつくってあげることが大切です。

　そのためにはどうしたらよいのか、簡単にお話していきます。

ほどよく頑張るために

　朝起きられない子にとって、「進学・進級」は大きな問題です。そして、そのために「ちゃんと」しようとして、余計に起きられなくなる可能性も十分にあるのです。

　しかし、Mちゃんたちにもお話ししましたように、無理に「ちゃんとする」必要はありません。楽をしたっていいのです。

　そこで、早起きしなくても通いやすい高校を選ぶというのも1つの方法です。"通いやすい高校"とは、始業時間が遅い学校です。

　具体的に言うと、定時制高校や通信制のサポート校などです。学校によって違いますが、朝10時からだったり、午後からだったりと、早起きしなくてもいい時間が始業時間になっています。そのため遅寝遅起きの子も通いやすく、遅刻や欠席日数を減らすことができます。

　始まる時間が遅い分、全日制高校より授業時間の総数は少なくなります。その結果、高校生活に余裕が出る反面、授業時間の総数が全日制高校と比べて少ないため、受験に不利にはなります。

　しかし、総合型選抜や学校推薦型選抜といった推薦系の入試ですと、欠席や遅刻が減る分、無理に全日制に通うよりも入試が有利になります。先の進路を考えても、体を学校に合わせるのではなく、

学校を体に合わせるというのは、大変よい方法なのではないでしょうか。

医師の診察も大切

また本書の中で何度も述べていますが、睡眠の問題には、さまざまな要素が絡んでいます。

「朝起きられない」という同じ結果であっても、「どうして起きられないのか」は、人それぞれの理由があるのです。その理由を見つけるためには、やはり医師の診察が必要になってきます。

しかし、お医者さんなら誰でもいいというわけではありません。どういう所がいいのかを次に紹介しましょう。

6 医者の選び方

結論から言いますと、「朝起きられなくて困ったら、できるだけ睡眠専門医を受診する」ことをおすすめします。

しかし、本書のプロローグでお話ししたように、睡眠専門医の数は決して多くはありません。ほとんどの方が「どこに受診すればいいのか」悩んでいるのではないでしょうか。

睡眠専門医の探し方

睡眠専門医の一番簡単な探し方は、「睡眠学会 認定」で検索することです。また日本睡眠学会の公式サイトから睡眠専門医の一覧をダウンロードすることもできます。

しかし、睡眠専門医は600人以下、専門施設は130施設以下しかありません。そのため、通える範囲に専門医がいなかったり、運よく近くにあって予約できても、診察まで3か月待ち、検査まで

半年待ちというような状況は珍しくありません。

　このような現状なので、症状によって専門医以外の医師や医療機関へ受診するという方法もあります。

睡眠専門医以外で受診するには

　3章で睡眠の病気をマトリョーシカに例えて説明しましたが、「起きられない」という症状の中には、いろいろな原因や問題が潜んでいます。そのために、受診科選びもなかなか難しいのですが、あえて「この症状ならこの診療科が向いているかな……」と言えるは次のようになります。

① 「眠れない」→精神科・心療内科

② 「眠い」→一部の精神科

③ 「朝起きられない」→一部の精神科

④ 「眠っている間に呼吸が止まる」→呼吸器内科

⑤ 「眠ろうとすると足を動かしたくなる」→脳神経内科、一部の精神科

⑥ 「眠っている間に体が動く」→脳神経内科

　「眠れない」と「眠っている間に呼吸が止まる」の症状については、どの病院の診療科でも対応可能ですが、それ以外の症状ですと、病院（担当医師）によって得手不得手が出てきます。「眠い」、「朝起きられない」、「眠ろうとすると足を動かしたくなる」、「眠っている間に体が動く」という症状で受診する場合は、受診予定の医療機関に問い合わせて、診療可能かどうか確認したほうがよいでしょう。

精神科、心療内科、脳神経内科はどう違う？

　では最後に、これら3つの診療科の違いについて説明しましょう。

・精神科……心の病気を診療する科。医学領域としては「精神医学

（Psychiatry）」で、うつ病、統合失調症、不安障害、発達障害、不眠などを診療します。

・心療内科……心の問題が影響する体の病気（心身症）を診療する科。医学領域としては「心身医療（Psychosomatic Medicine）」。片頭痛、過敏性腸症候群、線維筋痛症、摂食障害などを診療します。

・脳神経内科……「心の問題」以外の脳や精神の病気を診療する科。医学領域としては「神経学（Neurology）」。「眠れない」「起きられない」と相談したら、さっさと精神科や睡眠専門医を紹介してくれるので、話が早いとも言えます。また、「眠ろうとすると足を動かしたくなる（感覚異常）」、「眠っている間に体が動く（運動異常）」という症状などにマニアックな関心を寄せている医師がたまにいます。

精神科は精神科医、心療内科は内科医が担当するのが本来なのですが、精神科医が心療内科を名乗っている場合もあります。また、心療内科でも軽いうつ病や不眠などを診察することも少なくありません。

睡眠の問題は睡眠が得意な先生に任せること

睡眠の問題は、できるだけ睡眠専門医に診てもらうのが一番なのですが、精神科や心療内科でも睡眠の問題が得意な先生がいます。事前に問い合わせればわかることですので、まずは診察可能か確認してから受診するようにしましょう。

第 8 章

起きられない、に
悩むあなたへ

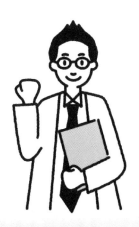

あなたはどんな人？

ここまでお読みいただいたあなたは、どんな方でしょうか？

ご自身が朝寝坊で困っている方でしょうか？

毎朝起きてこないお子さんに困り果てている親御様でしょうか？

まさかとは思いますが、朝寝坊の患者さんの対応に困り果てている私の同業者……ということはないでしょうね（笑）。

すっきり解決しないことも

実は、朝起きることができなくなった方に、「これだけやったら解決！」というような万能の対策や治療法はありません。「朝起きられない」という結果は同じでも、その結果をつくっている原因はたくさんあり、しかも1人の方が複数の原因をお持ちの場合も珍しくないため、お1人おひとりに合ったオーダーメイドな対策が必要になるのです。

「朝起きられない」に困っている方は、当事者にとっては大問題であるにも関わらず、比較的目立ちにくく、医療関係者も対応に慣れていません。そのため、「起きられない」という訴えで医療機関を受診したとしても、なかなか適切なアドバイスを貰えないというのが実情です。

困っているあなたへ

本書では、朝起きられなくなって困っている若者や、彼らを支える大人たちのお役に立ちたい、という強い思いから、2021年4月時点で得られている医学的に正確な情報をもとに、可能な限り広く、深く、わかりやすく改善方法をお伝えしてきました。医学的な正確さを第一に考え、私自身の考えを述べることは最少限にとどめています。

　最終章では、そういった制限を一旦脇において、私自身が考えていることや経験したことを、３つの「理由」という視点からお話してみたいと思います。

1　選ばれた理由

　１つ目は、「選ばれた理由」というお話です。

なぜ起きられない？

　考えてみたことはあるでしょうか？

　なぜ、あなたや、あなたの大切な人が、朝起きられなくなってしまったのだと思いますか？

　「体内時計が１日24時間からずれてしまったから」

　本書をお読みになった方なら、そう答える方も多いでしょう。

　では、なぜ「あなたの」体内時計が１日24時間ではなくなったのでしょうか？

　なぜ、あなたが選ばれたのだと思いますか？

　実は、このことに対して、私には全く科学的根拠のない空想とい

〔図表16　〝夜寝ない・朝起きない〟は勇者の才能！？〕

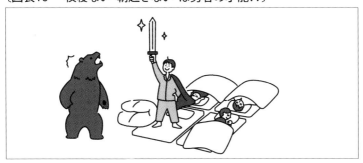

うか、妄想めいた信念があるのです。

それは"才能"

"ひょっとしたら、朝寝坊は、才能の一種なのではないか？"

私は、そんなふうに思っています。

才能？　一体どこが？

そうお感じかもしれませんね。

想像してみてください。

今から１万年前。私たちが現代の文明とはほど遠い原始的な世界に住んでいた時代のことを、です。

私たちの祖先は、現代からは想像もつかないような危険にさらされながら生きていたことでしょう。獰猛な天敵がうろつき、頑丈な住居もなく、怪我や病気を治療するための設備など存在しない世界で、とりわけ危険だったのは「夜」だったはずです。

１万年は進化の上ではほんの一瞬。私たちの体は現代と変わらず、天敵に対しては無力でした。

外壁もなければ鍵も掛けられない洞窟で、全員同じ時間に寝ているとき、もしお腹をすかせた夜行性の肉食獣が侵入してきたとしたら、どうなるでしょう？

１人残らず食べられてしまうかもしれませんよね。

そんな中、部族の他の人とは少し違った時間に眠って、起きる事ができるメンバーがいて、昼間寝ている代わりに夜中に眠らずに起きていて、他のメンバーに天敵の襲来を知らせることができたとしたら、その人は部族を全滅の危険から救う「勇者」になったかもしれません。

他の人とは少し違った特徴を持っていて、違っていることが自分自身や誰かの役に立っているとき、その特徴のことを私たちは「才

能」と呼びます。

　夜が今よりもずっと危険だった時代には、朝寝坊だったり、夜ふかしだったり、昼夜逆転していたりすることは、一族を外敵の危険から守る「勇者の才能」だったのではないか、と思うのです。

勇者になる価値のある人

　朝起きられない方と出会うたびに、私はこう思うようにしています。

　「この人は、朝起きられなくて困っている人ではあるけれど、ほんの少し前に生まれたら、きっと『勇者の才能』を発揮した人に違いない。

　この人は、今は大きすぎる才能を持て余しているけれど、近い将来必ず才能を使いこなし、人生を切り開いていけるに違いない。なぜなら、『勇者の才能』は、勇者になる価値のある人にこそ与えられるはずだから」

可能性を信じて

　実際、私自身の経験として、「朝起きられない人」を「人生を切り開ける力を持っている人（勇者）」として扱った場合と、「人生を切り開くことができないかわいそうな人」として扱った場合では、その後の関係性も治療への反応性も明らかに変わってきました。

　荒唐無稽に聞こえるかもしれませんが、目の前にいる人の可能性を信じることで相手の能力を絶大に向上させることが、心理学の実験によって確認されています。これを「ピグマリオン効果」と呼んでいます。

　もし、あなたの大切な人が朝起きられなくなっているとしたら、どうかその人のことを「自分では何もできないかわいそうな人」で

はなく、「勇者の才能に戸惑っている人」として支えていただきたいと思います。

　そして、朝起きられなくなった「あなた」自身も、「ひょっとしたらこれは勇者の才能に選ばれた、ということかも」と、思うことで、今よりほんの少し自分に優しくできたり、自分の可能性を信じることができるようになるはずです。

2　起きる理由

　2つ目は、「起きる理由」というお話です。私自身の黒歴史を語ります。

朝起きられない日々

　実は、私自身全く朝が起きられなくなった時期があります。

　それは、私が大学生のときでした。

　小さい頃から人一倍怖がりで人見知り。不器用で運動音痴で口下

〔図表17　"大好きなもの"のために起きよう〕

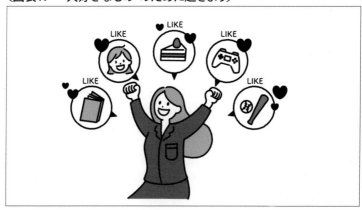

手だった私は、勉強しかできることがなかったおかげで医学部に合格することができ、憧れの大阪で大学生活をスタートした……はずでした。

ところが、生来の人見知りと口下手が災いしてか、どうしてもクラスに馴染むことができず、自分自身も周囲に心を閉ざして孤立してしまったのです。

大学に行くのが嫌で嫌で仕方なく、大学近くのゲームセンターに開店から閉店まで籠もって、1人きりで「スト2」(格闘ゲーム)・「テトリス」(パズルゲーム)、「グラディウス3」(シューティングゲーム)に没入しました。閉店後は当時街にあふれていたレンタルビデオ店で両手いっぱいにビデオを借り、夜明けまで見続ける日々。

すぐに朝起きられなくなりました。

お酒を覚え、タバコも覚え、家に引きこもってゲームとビデオとパソコン三昧の生活が、約2年間続きました。

今思えば、よく体や心を壊さなかったものだと不思議に思います。

留年が決まったとき、むしろ元のクラスから離れられることにホッとしたのを覚えています。

心身のリハビリを図り、来年こそ新しいクラスでやり直そうと一瞬意気込んだのも束の間。すでに大学は私にとって、とても恐ろしい場所に変貌してしまっており、誰と、何を喋ればよいのか、どうすれば人と仲良くなれるかもわからず、毎日戦々恐々としながら過ごしていました。

さらに、当時の私には前述の『勇者の才能』が間違いなく発現しており、気を抜くとすぐに明け方まで眠れず夕方まで眠ってしまいます。朝起きられないのは悔しくもありますが、恐ろしい学校に行かずに済むので、正直少しホッとします。朝起きられなくなり、不登校にもなっている方の複雑な心境には、私はとても共感できます。

K先輩との出会い

　医学部に通えないんだから、医者になんてなれるはずもない。この際中退して、ゲーム業界にでも行くかな……。

　そんなことを考えながら、大学構内を徘徊していたとき、ふと目に入ったのが「アニメ・SF研究会」の看板でした。

　生来のオタク気質が囁いたのか、大学入学直後に何度か顔を出したことはありましたが、いわゆる幽霊部員に成り果てており、普通なら二度と足を踏み入れることもなかったはずなのですが、なぜかその日は吸い寄せられるように部室に足を踏み入れたのです。

　そこには、天然アフロ・丸メガネ・チェックのシャツでキメた、少し太め・かなりにこやかな男性が鎮座し、珍しそうにこちらを見ていました。

　「おー、君初めてか？　座りや」

　K先輩と呼ばれているその巨漢は、壊れそうなパイプ椅子を私にすすめ、自分も横に座ってニコニコしています。

　「渥美くんって、どんな映画見るん？」

　「え、ええと・・・ホラー映画とか」

　「ホラー！　最高やな！　一番好きなんは？」

　「ええと・・・一番は難しいな。『シャイニング』と『ナイト・オブ・ザ・リビングデッド』と『悪魔のいけにえ』あたりですかね・・・」

　どうせポカーンとされるだろう・・・そう思った瞬間でした。

　「マジか！　センスええな！　『サスペリア』とか『2000人の狂人』は見たか？」

　「『サスペリア』は見ましたけど、『2000人の』……なんですか？」

　「見てないんか？　もったいない！　時間ある？　そしたら、上映会しよう。今しよう！」

　起きて、大学に行く理由ができた瞬間でした。

　実際のところ、その後も医学部には馴染めず、友達らしい友達は数人しかできませんでした。

　それでも、「アニメ・ＳＦ研究会」には毎日通い、ディープな映画・アニメ作品を楽しみ、オタクな会話に花を咲かせ、なんとＳＦ研究会の座長（代表者）まで努めてしまいました。

　医学部の授業にも再留年しない程度に嫌々出席し、申し訳程度には勉強もして、進級試験をギリギリでクリアしていきました。１日のどこかで「アニメ・ＳＦ研究会」に顔を出し、「岸和田博士の科学的愛情」（マンガ）を回し読みし、「エヴァンゲリオン」の最終回について議論し、「スト２」をみんなでプレイしました。

「起きる理由」

　卒業試験・医師国家試験も大方の予想を裏切ってギリギリで合格をいただき、奇跡的に医師をさせていただいています。

　医師となった24歳の頃には、大抵朝９時までには起きるようになっていました。当時は不思議でしたが、男性が遅寝遅起きになるのは21歳までであり、そこから少しずつ早寝早起きが始まりますから、今にして思えばそれほど不思議なことではありません。

　改めて考えると、当時の私にとって必要だったのは、「起きる手段」や「起きる時期」よりも「起きる理由」だったのではないかと、つくづく思います。

　「朝寝坊」の体にとっては、早起きしてどこかに行ったり、何かをしたりすることはそれだけで苦痛ですし、努力も工夫も必要です。苦労して起きた先にあるのが、行きたくもない場所だったり、やりたくもないことだったりしたら、起きないほうがマシだということは、医学部時代の私が誰よりも実感しています。

　私にとって、「起きる理由」は、Ｋ先輩とのマニアックな会話で

あり、オタクな映画やアニメやゲームに興じることでした。立派な医師になること、ではありませんでしたが、それでも医師になっています。

それでよいし、それがよいのだと思います。

朝起きられなくなった人には、朝起きる方法や起きられるようになる時期を教えるだけでは不十分です。

朝起きたい！　起きてよかった！

そう思える「起きる理由」を探すことも、それ以上に重要なのではないでしょうか。

3　起きてはいけない理由

3つ目は、「起きてはいけない理由」という話です。

数年前に治療させていただいた「朝起きない少年」のお父様からいただいた手紙を、許可を得てご紹介します。少し長いですが、ぜひお読みください。

〔図表18　朝寝坊で家族の絆が回復！〕

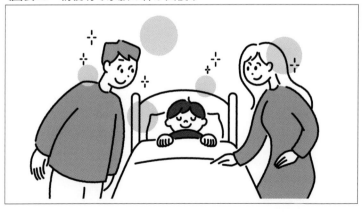

136

　前略。先生には、息子ともども大変お世話になりました。

　息子が突然朝起きなくなったときは、とても混乱しました。最初は怠けだと思い、次は学校でのいじめを疑い、体の病気を調べ、心療内科を訪ね歩き、一番ひどい状態の時に先生に出会いました。

　息子はゲームとアニメとSNSの話を楽しそうに聞いてくれる先生のことを気に入って、診察に通うようにはなりましたが、一向に朝起きるようにはなりませんでした。

　先生は、効いているのかどうかよくわからないお薬をくださり、スマホの睡眠記録を見て、「起きたら光を浴びてね」とおっしゃる以外は、世間話ばかりしているように見えましたし、相変わらず息子は起きてもこない。正直、何度も心が折れそうになりました。

　先生に「いつになったら起きてくるんでしょう？」と伺ったとき、先生はニコニコしながら「息子さんとゲームの話が10分続くようになったら、脈アリです」とおっしゃったのを覚えておられますか？

　私が「先生みたいにゲームのこと詳しくありません」と答えたら、先生は爆笑して「私も全くわかんないです。だから彼に教えてもらってるんじゃないですか！」と言われました。

　その後、急に真顔になって「自分の話を誰かが楽しそうに聞いてくれるっていう体験は、自分の話に価値があるという感覚をもたらします。自分の話に価値があるという感覚は、自分には価値があるという信念を育てますよ」とおっしゃいました。

　その瞬間、急に私は気づきました。

　これまで、私は息子の大切にしているゲームやアニメやスマ

ホはすべて彼を朝起きられなくさせる悪者だと思っていました。息子がゲームやアニメの話をすると、無視したり批判したりしていましたし、スマホに至っては、禁止したり取り上げたりもしました。

　私は、息子のしてくれる話を無価値なものと決めつけて、息子の大切にしているものを無視したり、批判したり、禁止したりしてきたんですね。

　私は、息子が朝起きたときに会話をしたくなるような父親ではなかった。誰だって、批判や小言や禁止事項を聞かされるために起きたいはずがありません。

　息子に恐る恐るゲームの話を振ってみると、最初は気持ち悪そうに無視していた彼も、やがて少しずつ話してくれるようになりました。マニアックな話ばかりで、ほとんど理解できませんでしたが、彼がゲームを上達するために努力と工夫を重ね、その世界観やシステムについて意外なほど成熟した意見を持っていることも知りました。

　不思議なことに、そのうち息子は朝起きて、私たち夫婦にひとしきりゲームの話をし、その後二度寝するようになりました。

　「わけがわからんなあ」と妻に話しかけて、再び私は気づきました。

　息子が朝起きなくなってから、妻との会話が爆発的に増えていたのです！

　思えば、息子が朝起きなくなるずっと前から、妻と私の関係は冷え切っていました。

　会話らしい会話もなく、私は妻との間に漂う気まずい空気が嫌で、仕事に逃避して家族との交流を避けていました。息子が独立したら、夫婦で居続ける理由もなくなるだろう、となんと

138

なく感じていたときに、息子が朝起きなくなったのです。

　息子の朝寝坊問題がきっかけで、私たち夫婦はお互いを見つめ直す必要に迫られました。お互いの育った環境・両親からの影響、家族・夫婦・子供に対する価値観、自分たちの将来、好きなこと・嫌いなこと……息子の朝寝坊問題を解決するために話しているようで、実際には私たちは結婚して初めてお互いの本音を出し合い、コミュニケーションで答えを出す関係に変わり始めたのです。

　そうか、息子はまだ朝起きられないんだ。

　私たち夫婦が、もう一度夫婦として立ち直ることができるまで、息子は、朝起きるわけにはいかないんだ！

　寝室を覗くと、息子はもう寝息を立てています。

　涙が溢れて溢れて仕方ありませんでした。

　お前は、なんて優しくて、親思いで、素敵な息子なんだろう。

　最低の父親・駄目な夫だった俺を、最高の父親・頼れる夫に育ててくれようとしてくれているんだな。

　見ててくれよ。きっと応えてみせるからな。

　恥ずかしいくらいにボロ泣きしながら、そう誓ったのを覚えています。

　先生、今春息子は無事高校を卒業し、第一志望の大学に入学しました。

　私と同じ仕事をしたい、と言っているんです。本当に、自慢の息子になりました。

　妻からも、「あなたもちょっと変わったね」と言われます。彼女と添い遂げたい、と心から思うようになりました。

　朝起きなくなった息子は、私たちにとって、まさに本物の天使でした。

> 先生には、息子が朝起きるようになったこと以上に、彼が「起きてはいけない理由」に気づかせてくださったことを感謝しています。

先輩勇者より、後輩たちへ

　私は、「朝起きられない」方のお手伝いができて、本当に幸せだと思っています。

　それは、「朝起きられない」人を治療し、サポートすることで、昼夜逆転で一族を守る「勇者の才能」を育てることができ、かつて苦しんだ自分自身の「後輩たち」を手伝える機会を得られ、そして朝起きられるようになること以上の「素敵な未来」を創造できる場合があることを知ってしまったからです。

　本書を通して、「朝起きられない」にお悩みの皆様の心が少しでも軽くなり、楽に起きるための技術の一部でも知っていただき、よりよい未来に向けて進むための一助となることができれば、著者として望外の喜びです。

謝辞

　本書の執筆にあたり、優しく、忍耐強く支えてくださいました藤田大輔希さん、瑠璃色ゆうりさん、osakana さんに心より感謝申し上げます。

【参考文献】

第1章

1. Berry RB, et al for the American Academy of Sleep Medicine. The AASM Manual for the Scoring of Sleep and Associated Events: Rules, Terminology and Technical Specifications, Version 2.6, www.aasmnet.org, American Academy of Sleep Medicine, Darien, IL 2020.
2. Cauter EV, et al. Physiology of growth hormone secretion during sleep. J Pediatr. 1996; 128: S32.
3. Kumar D, et al. Sparse Activity of Hippocampal Adult-Born Neurons during REM Sleep Is Necessary for Memory Consolidation. Neuron. 2020; 107: 552. E10.

第2章

1. Nesbitt AD. Delayed sleep-wake phase disorder. J Thoracic Dis 2018; 10 (Supple 1): S103-S111.
2. Czeisler CA, et al. Stability, precision, and near-24-hour period of the human circadian pacemaker. Science. 1999; 284: 2177-2181.
3. Uchiyama M, et al. Non-24-Hour Sleep-Wake Rhythm Disorder in Sighted and Blind Patients. Sleep Med Clin. 2015; 10: 495-516.
4. Wittmann M, et al. Social jetlag: misalignment of biological and social time. Chronobiol Int. 2006; 23: 497-509.

第3章

1. Bassetti CLA, et al. Narcolepsy - clinical spectrum, aetiopathophysiology, diagnosis and treatment. Nat Rev Neurol. 2019; 15: 519-539.

2. Hirshkowitz M, et al. National Sleep Foundation's sleep time duration recommendations: methodology and results summary. Sleep Health. 2015; 1: 40–43.

3. Hein M, et al. Excessive daytime sleepiness in adolescents: current treatment strategies. Sleep Sci. 2020; 13: 157-171.

第 4 章

1. American Psychiatric Association. Diagnostic and Statistical Manual of Mental Disorders, 5th Ed. (DSM-5). 2013. APA: Washington DC.

2. Wajszilber D, et al. Sleep disorders in patients with ADHD: impact and management challenges. Nat Sci Sleep. 2018; 10: 453-480.

3. Rossignol DA, et al. Melatonin in autism spectrum disorders: a systematic review and meta-analysis. Dev Med Child Neurol. 2011; 53: 783-792.

4. van der Heijden, et al. Sleep, chronotype, and sleep hygiene in children with attention-deficit/hyperactivity disorder, autism spectrum disorder, and controls. Eur Child Adolesc Psychiatry. 2018; 27: 99-111.

第 5 章

1. Lopez R, et al. Depression and Hypersomnia: A Complex Association. Sleep Med Clin. 2017; 12: 395-405.

2. Walker MP, et al. Overnight therapy? The role of sleep in emotional brain processing. Psychol Bull. 2009 ; 135 : 731-748.

3. Pereira-Morales AJ, et al. Anxiety symptomatology, sex and chronotype: The mediational effect of diurnal sleepiness. Chronobiol Int. 2018; 35: 1354-1364.

第6章

1. Owens JM, et al. Insufficient sleep in adolescents: causes and consequences. Minerva Pediatr. 2017; 69: 326–336.

2. Figueiro MG, et al. Delayed sleep phase disorder: clinical perspective with a focus on light therapy. Nat Sci Sleep. 2016; 8: 91-106.

3. Sletten TL, et al. Efficacy of melatonin with behavioural sleep-wake scheduling for delayed sleep-wake phase disorder: A double-blind, randomised clinical trial. PLoS Med. 2018; 15: e1002587.

4. Takeshima M, et al. Ramelteon for Delayed Sleep-wake Phase Disorder: A Case Report. Clin Psychopharmacol Neurosci. 2020; 18: 167-169.

5. Ohmori Y, et al. Low dose of aripiprazole advanced sleep rhythm and reduced nocturnal sleep time in the patients with delayed sleep phase syndrome: an open-labeled clinical observation. Neuropsychiatr Dis Treat. 2018; 18: 1281-1286.

第7章

1. Foster RG, et al. Human responses to the geophysical daily, annual and lunar cycles. Curr Biol. 2008；18：R784-R794.

2. Adolescent Sleep Working Group, Committee on Adolescence and Council on School Health. School start times for adolescents. Pediatrics. 2014;134: 642-649.

3. Marx R, et al. Later school start times for supporting the education, health, and well‐being of high school students. Cochrane Database Syst Rev. 2017; 7: CD009467.

著者略歴 ─────────

渥美　正彦（あつみ　まさひこ）

医療法人上島医院・院長。

1997年大阪市立大学医学部卒業。研修医として赴任した総合病院で睡眠医療の奥深さに魅了され、睡眠専門医を目指す。大学病院・精神科専門病院などで診療・研究・睡眠診療部設立に従事した後、2006年より上島医院に着任し、大阪南部で初の睡眠障害専門外来を開設し、不眠症、過眠症、睡眠時無呼吸症候群、睡眠中の異常行動、起床困難など、睡眠障害全般の診療に当たる。2017年よりYouTubeチャンネル「睡眠専門医・渥美正彦」を運営し、睡眠障害・精神疾患の正確な情報の発信を続けている。睡眠医療認定医、精神科専門医。

イラストレーション：osakana

睡眠専門医が教える！
子供が朝起きなくなったときに、親子で読む本

2021年11月19日 初版発行　　2024年6月5日 第4刷発行

著　者　渥美　正彦　© Masahiko Atsumi

発行人　森　　忠順

発行所　株式会社 セルバ出版
　　　　〒113-0034
　　　　東京都文京区湯島1丁目12番6号 高関ビル5B
　　　　☎ 03 (5812) 1178　　FAX 03 (5812) 1188
　　　　https://seluba.co.jp/

発　売　株式会社 三省堂書店／創英社
　　　　〒101-0051
　　　　東京都千代田区神田神保町1丁目1番地
　　　　☎ 03 (3291) 2295　　FAX 03 (3292) 7687

印刷・製本　株式会社 丸井工文社

Printed in JAPAN
ISBN978-4-86367-712-8